LE GRAND LIVRE DE LA **FERTILITÉ**

Groupe Eyrolles
61, bd Saint-Germain
75240 Paris Cedex 05

www.editions-eyrolles.com

Illustrations originales de Frédérique Thyss p. 9, 11, 12, 14, 17, 18, 55, 57, 58, 62, 69, 71, 72, 74, 127, 131, 133, 138, 142, 171

Crédits photographiques
© Shutterstock p. 8, 15, 73,133, 139, 140, 150, 162, 172, 184
© Agence de la biomédecine p. 203
© Laurence Lévy-Dutel p. 134

ISBN : 978-2-212-55959-0

Sous la direction du Dr Laurence Lévy-Dutel

Isabelle Berthaut, Laurence Brunet,
Charlotte Dudkiewicz-Sibony, Dr Carole Minker,
Dr Jérôme Pfeffer

LE GRAND LIVRE DE LA FERTILITÉ

EYROLLES

Dans la même collection

Le grand livre de ma grossesse, Collège national des gynécologues et obstétriciens français sous la direction du Pr Jacques Lansac, avec la collaboration du Dr Nicolas Evrard

Le grand livre de la gynécologie, Collège national des gynécologues et obstétriciens français sous la direction du Pr Jacques Lansac, avec la collaboration du Dr Nicolas Evrard

Le grand livre de l'aromathérapie, Nelly Grosjean

Le grand livre du diabète, Pr Jean-Jacques Altman, Dr Roxane Ducloux, Dr Laurence Lévy-Dutel

Le grand livre de l'ostéopathie, Pascal Pilate, avec la collaboration d'Hélène Caure

Le grand livre du bien-être au naturel, Christian Brun

Le grand livre de l'homéopathie, Dr Dominique-Jean Sayous

Le grand livre des aliments santé, Patricia Bargis, avec la collaboration du Dr Laurence Lévy-Dutel

Le grand livre de la naturopathie, Christian Brun

Sommaire

ANNEXES

Introduction

Désirer un enfant et découvrir que des rencontres amoureuses et intimes ne seront pas suffisantes pour lui donner naissance peut être très douloureux. C'est une déception et parfois la source de beaucoup d'angoisse. Une consultation préconceptionnelle ne serait-elle pas fort utile pour s'informer et aider à s'orienter vers le bon spécialiste, le bon service ? Environ 500 000 couples consultent chaque année afin d'être aidés. L'infertilité concernerait 80 millions de personnes dans le monde.

Selon l'INSEE, 821 047 enfants sont nés en France au cours de l'année 2012, dont 23 887, soit environ 2,9 %, ont été conçus après une assistance médicale à la procréation (AMP). Un enfant sur 35 est donc issu d'AMP en 2012.

Si l'enfant se fait trop attendre, ce livre vous indique quoi faire, comment faire, et vers qui aller. Vous y trouverez de quoi répondre à toutes les questions que vous vous posez sur cette difficulté d'avoir un enfant, difficulté parfois inattendue, parfois redoutée. Vous y apprendrez le fonctionnement de votre corps, les mécanismes de la conception, les différentes solutions et techniques proposées qui peuvent vous aider, sans oublier les aspects psychologiques et juridiques.

Bonne route !

PREMIÈRE PARTIE

VOUS AVEZ UN PROJET D'ENFANT ?

Chapitre 1 Comment préparer son **projet d'enfant** ?

Sauf en cas de maladies graves, concevoir un enfant est dans l'ordre des choses pour la plupart des couples. Une consultation préconceptionnelle auprès de votre médecin contribue, par ses recommandations, des actions de dépistage et de prévention, à évaluer votre projet parental et à attendre dans la tranquillité « l'heureux événement ».

Par ailleurs, les cours de sciences et vie de la Terre dispensés au collège et au lycée ont laissé peu de traces dans l'esprit de nombreux couples. Or, l'ignorance peut entraîner des malentendus, des erreurs, faire perdre un temps précieux. Il est bon de connaître un peu son corps et son fonctionnement, en particulier quand on veut concevoir un enfant.

La consultation **préconceptionnelle**

Le but de cette première consultation est surtout de faire le point afin d'évaluer des problèmes susceptibles de diminuer la fertilité du couple et donc de retarder l'arrivée d'un enfant : l'alimentation, le poids, le stress, les toxiques (tabac, alcool, produits professionnels), l'activité professionnelle…

Pourquoi **venir à deux** ?

C'est souvent la femme qui fait les premières démarches, mais le projet d'enfant se prépare habituellement à deux et nécessite une implication du couple. L'homme est trop souvent mis à l'écart alors que son histoire personnelle et médicale reste aussi importante que celle de la femme. Aussi les médecins préfèrent-ils rencontrer l'homme et la femme afin de répondre à leurs questions. Certains paramètres de votre histoire de couple peuvent les guider, entre autres :

- la durée de vie commune ;
- le nombre de grossesses antérieures au sein du couple : grossesses spontanées ou médicalisées ;
- le nombre et la régularité des rapports sexuels ;
- l'origine géographique (ethnie), les liens de parenté, l'existence d'une consanguinité ;
- les vaccinations (rubéole, coqueluche…) ;
- les difficultés de conception dans la fratrie ;
- les résultats d'examens, les traitements antérieurs d'une prise en charge d'infertilité.

Quelques **chiffres**

- Une femme sur deux seulement a préparé sa grossesse.
- Lors de la consultation pour arrêt de contraception, 20 % des femmes ont reçu des conseils alimentaires ou médicaux.
- Les possibilités de grossesse par cycle sont de 25 % à 25 ans, 12 % à 35 ans et 6 % à 40 ans. Après 45 ans, elles sont quasi nulles.

L'âge de la femme est un des facteurs de fertilité les plus importants. Il conditionne la prise en charge et l'attitude diagnostique et thérapeutique. Au-delà de 37-38 ans, il n'est pas nécessaire de médicaliser la situation immédiatement parce que la fertilité décroît rapidement après cet âge. Il faut cependant rester vigilant. Après un délai de six à neuf mois, il est indispensable de consulter pour établir un bilan. Il est trop souvent dit : « Attendez, cela va venir » ou « C'est à cause de votre stress que vous n'êtes pas enceinte ».

Si l'âge de la femme est un facteur crucial sur la fertilité, l'influence de l'âge paternel est moindre mais existe tout de même. Une altération des spermatozoïdes s'observe à partir de 45 ans avec un risque accru d'anomalies chromosomiques au-delà de 55 ans. Ainsi, l'âge paternel peut interférer sur la qualité du sperme, sur le risque de malformations congénitales et de fausses couches spontanées…

Toutes les questions que le médecin vous posera peuvent paraître longues et rébarbatives, mais elles sont indispensables pour évaluer vos besoins et pour orienter les prescriptions médicales/biologiques.

Les questions que le médecin peut poser à votre couple lors de la visite préconceptionnelle

Questions	À la femme	À l'homme
Poids	Le surpoids ou le sous-poids influent sur la fertilité et nécessitent une prise en charge nutritionnelle adéquate.	Le surpoids ou le sous-poids influent sur la fertilité.
Fertilité antérieure	Grossesses antérieures, fausses couches, grossesses extra-utérines, avortements avec le partenaire actuel ou un autre… Ces éléments orientent le médecin sur la fertilité potentielle. En fonction du déroulement de ces événements, il est possible d'emblée de rechercher une pathologie au niveau des trompes ou de la cavité utérine.	Avez-vous déjà eu des enfants avec la partenaire actuelle ou une autre ? S'est-il produit des fausses couches, des avortements ?
Qualité des cycles	Cycles réguliers ou irréguliers, période d'absence de règles (aménorrhée)… Un bilan hormonal peut être demandé pour définir la qualité d'ovulation des cycles.	
Méthode contraceptive antérieure	Dispositif intra-utérin, ligature de trompe, contraception orale, date d'arrêt de tout moyen de contraception…	
Pathologies infectieuses	La présence d'antécédent d'infections sexuellement transmissibles (IST) peut orienter vers une exploration de la perméabilité des trompes (*Chlamydia*…).	Oreillons (avec orchite ourlienne), prostatite, IST : *Chlamydia*, gonococcies, urétrite…

…/…

Antécédent de chirurgie abdomino-pelvienne et/ou d'endométriose	Il est souhaitable d'évaluer l'intégrité de l'appareil génital.	Hernie inguinale…
Pathologies testiculaires		Cryptorchidie (ectopie testiculaire), testicules ascenseurs, varicocèle, torsion testiculaire…
Pathologies sexuelles	Troubles de la libido, vaginisme…	Troubles d'érection, d'éjaculation, hypospadias…
Prise de médicaments	Certains médicaments sont contre-indiqués pendant la grossesse. Il est indispensable de les substituer avant la conception : antidépresseur, antidiabétique oral…	Certains médicaments interfèrent sur la production de spermatozoïdes, sur la libido…
Pathologies générales	Diabète, cancer, maladie cardiovasculaire, troubles de la coagulation…	Diabète, maladie cardiovasculaire, cancer…
Habitudes de vie	Tabac, alcool, toxiques (cannabis…), consommation de café… Activité et rythme professionnel (travail de nuit…).	Tabac, alcool, toxiques (pesticides…), drogues (cannabis…) consommation de café… Activité et rythme professionnel (travail de nuit…), professions en contact avec une source de chaleur… Sports à risque de traumatismes testiculaires : rugby, hockey, équitation, football, vélo VTT, alpinisme…
Traumatismes		Accident sur la voie publique (moto…), hématome testiculaire post-traumatique (vélo, foot…), traumatisme de la colonne vertébrale…
Antécédents familiaux	Problème de fertilité familiale, maladie génétique…	Problème de fertilité familiale, maladie génétique…

Comment mettre toutes **les chances de votre côté** ?

Pour que la conception et la grossesse se déroulent dans les meilleures conditions, le médecin vous prescrira un bilan biologique à partir d'une simple prise de sang pour connaître votre groupe sanguin et le Rhésus, votre immunité vis-à-vis de la rubéole, de la toxoplasmose, de la varicelle et de l'hépatite B et C. Il vous proposera aussi de prendre certains minéraux et vitamines avant la conception, afin d'éviter des malformations ou des fausses couches.

Le vaccin anti-coqueluche

Alors que la coqueluche de l'adulte se manifeste généralement par une infection atypique sans grande conséquence clinique (toux, état fébrile…), la coqueluche du nouveau-né peut conduire à de nombreuses complications graves : infection pulmonaire, gêne respiratoire, convulsion… Aussi, devant l'augmentation du nombre de cas de coqueluche, le Conseil supérieur d'hygiène publique de France recommande de vacciner les membres du foyer, père, mère et enfant(s), à l'occasion d'une grossesse. Cette vaccination est nécessaire uniquement si elle n'a pas été faite au cours des dix dernières années.

Le vaccin anti-rubéole

Si vous n'êtes pas immunisée contre la rubéole, il vaut mieux vous faire vacciner avant toute grossesse. La rubéole chez une femme enceinte est responsable de nombreuses malformations fœtales.

Le vaccin anti-grippe

En période hivernale, la vaccination préventive anti-grippe est à discuter avec le médecin afin d'éviter une fièvre majeure et un risque de surinfection.

La supplémentation en vitamine B9 ou acide folique

En France, les autorités sanitaires ont opté pour une supplémentation pour toutes les femmes trois mois avant le début de la grossesse et durant tout le premier trimestre. Malgré ces recommandations, 80 % des femmes désirant un enfant ne sont pas suffisamment supplémentées en période préconceptionnelle.

Lors de la grossesse, le besoin en vitamine B9, ou acide folique, est très nettement augmenté. Le risque de carence est réel. Cette carence est particulièrement redoutable durant les premières semaines de grossesse. Elle peut entraîner de graves malformations affectant le cerveau ou le système nerveux (risque de *spina bifida* : une anomalie de fermeture du tube neural), des fausses couches ou une naissance prématurée.

L'iode

Environ 12 à 25 % des femmes ont des apports en iode en dessous des recommandations de l'Organisation mondiale de la santé (OMS). L'iode, un oligoélément qui entre dans la composition des hormones thyroïdiennes, est efficace pour prévenir les hypothyroïdies néonatales et améliorer les performances intellectuelles des enfants. Le cerveau du fœtus est l'organe le plus sensible au manque d'iode.

Les organes **génitaux féminins**

Les deux ovaires, localisés dans la cavité de l'abdomen, produisent les ovules (ovocytes ou gamètes femelles). Ils sécrètent également des hormones sexuelles, entre autres les œstrogènes et la progestérone, qui interviennent dans le développement des caractères sexuels secondaires (les seins, la pilosité, etc.), dans le cycle menstruel, dans la nidation de l'œuf…

L'ovocyte est la cellule reproductrice féminine contenue dans l'ovaire. Une petite fille naît avec la totalité de ses ovocytes. C'est à la puberté que les ovaires se mettent à fonctionner. À chaque cycle, un ovocyte mûr est expulsé vers une trompe utérine. C'est l'ovulation qui se produit habituellement une fois par mois par un des deux ovaires.

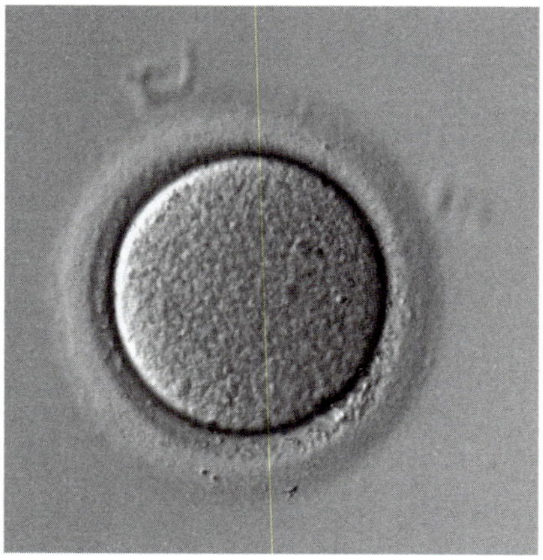

Un ovocyte

Les trompes utérines, ou trompes de Fallope, sont deux conduits d'au moins 10 cm de longueur. L'ovule expulsé par l'ovaire au moment de l'ovulation est capturé par le pavillon de la trompe. La fécondation de l'ovule par le spermatozoïde se fait dans l'ampoule de la trompe. L'embryon ainsi formé est propulsé dans la cavité utérine.

L'utérus est l'organe dans lequel l'embryon s'implante. Sa cavité communique avec les trompes de Fallope et avec la cavité vaginale. La cavité utérine est tapissée d'une muqueuse appelée « endomètre ». La desquamation périodique de l'endomètre constitue les règles. Si l'œuf fécondé s'implante dans l'endomètre, vous êtes enceinte.

La glaire cervicale, sécrétée par les glandes endocervicales du col de l'utérus, forme un réseau de mailles. Sa composition et sa consistance sont variables tout au long du cycle. Les spermatozoïdes vont traverser cette glaire cervicale qui joue un rôle essentiel dans le processus de fécondation. En effet, en période d'ovulation, la glaire est un milieu très favorable à la survie des spermatozoïdes, contrairement au vagin dont les sécrétions sont très acides. Elle filtre les spermatozoïdes « aptes » à féconder l'ovocyte. Le reste du cycle, elle devient épaisse et imperméable aux spermatozoïdes.

Le vagin est séparé de l'utérus par le col utérin. Il s'ouvre à l'extérieur au niveau de la vulve, seule partie externe de l'appareil génital féminin.

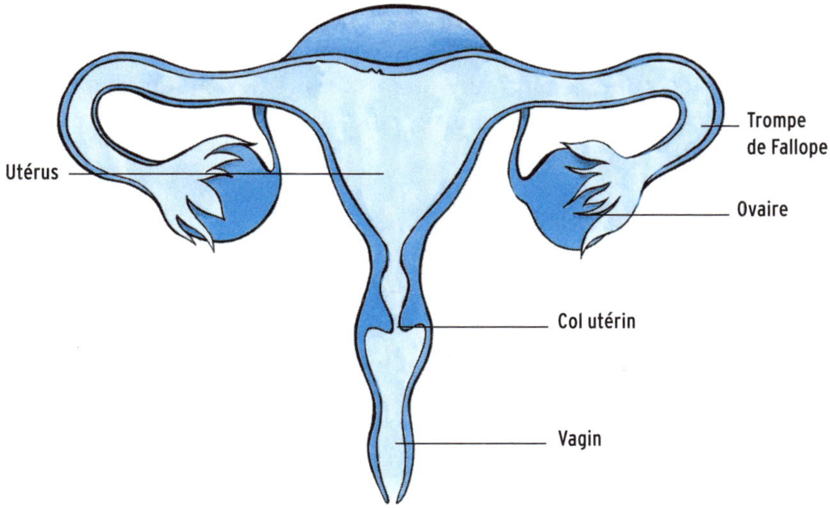

L'appareil génital féminin

Le cycle **menstruel féminin**

Le fonctionnement des ovaires est contrôlé par l'hypothalamus et l'hypophyse, situés à la base du cerveau. L'hypothalamus sécrète une hormone, la GnRH (*gonadotrophin releasing hormone*) qui stimule l'hypophyse. En réponse, l'hypophyse sécrète deux hormones gonadotrophines, la FSH (*follicle stimulating hormone*) et la LH (*luteinizing hormone*) qui, à leur tour, agissent sur les ovaires. La formation des ovocytes, ou ovogenèse, se déroule au sein des follicules dans l'ovaire et débute lors de la vie embryonnaire. À la naissance, le stock de follicules est fixe. Une grande partie de ces follicules évoluent vers l'autodestruction (atrésie). À partir de la puberté et jusqu'à la ménopause, chaque mois, une vague d'une centaine d'ovocytes démarrent leur croissance.

Évolution des follicules

	Nombre de follicules
À la naissance	900 000 à 1 000 000
À la puberté	300 000 à 400 000
Vers 20 ans	100 000
Entre 45-50 ans	0 à 100

Les cycles menstruels se succèdent de la puberté à la ménopause. Un cycle dure en moyenne 28 jours, mais peut être plus long ou plus court selon les femmes et selon les mois. Par convention, il débute le premier jour des règles et s'achève au premier jour des règles suivantes. Il comporte plusieurs phases : les règles ou menstruations (jours 1 à 5) ; la phase folliculaire (jours 1 à 14) ; l'ovulation, puis la phase lutéale (jours 14 à 28).

La phase folliculaire

Elle débute le premier jour des règles pour s'achever après l'ovulation. Les follicules sont des formations sphériques situées en périphérie des ovaires qui contiennent les ovocytes. Sous l'influence de l'hormone FSH sécrétée par l'hypophyse, ils subissent une phase de maturation et sécrètent des œstrogènes, responsables d'un épaississement de la muqueuse utérine (endomètre), afin de préparer l'utérus à recevoir l'éventuel œuf fécondé.

La folliculogenèse est l'ensemble des processus de croissance et de maturation des follicules ovariens du stade de follicule primordial au follicule De Graaf (follicule pré-ovulatoire). Elle comprend deux grandes étapes :

- Le recrutement initial de follicules, qui correspond à la croissance et à la maturation des follicules primordiaux au stade de follicules tertiaires (antraux). En l'absence de stimulation hormonale (c'est le cas chez la fille avant la puberté), le développement folliculaire s'arrête à ce stade et les follicules subissent une destruction spontanée (atrésie).
- La croissance des follicules antraux au follicule pré-ovulatoire. L'un des follicules antraux va se détacher de la cohorte (pools de follicules) et compléter sa maturation pour devenir le follicule dominant. Il évolue vers le follicule « mûr » pré-ovulatoire ou follicule de De Graaf. Les autres follicules de la cohorte sont éliminés (atrésie).

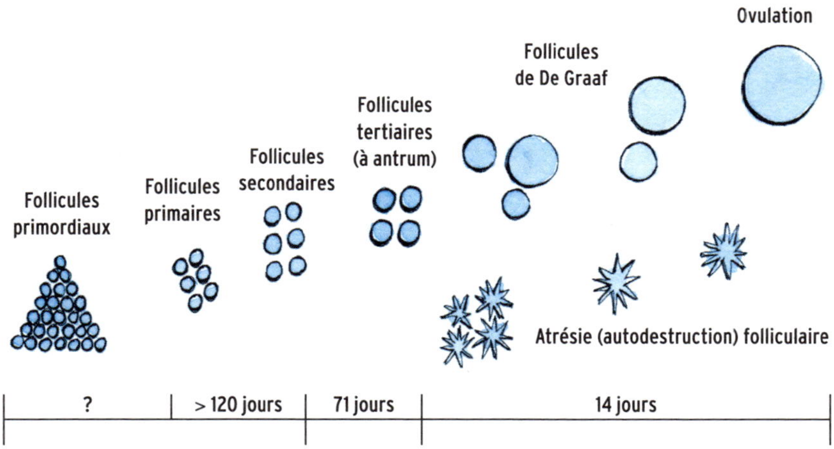

La maturation des follicules

L'ovulation

Sous l'effet du pic de LH provoqué par l'augmentation du taux d'œstrogènes dans le sang, le follicule se rompt à la surface de l'ovaire et expulse l'ovocyte dans la trompe : c'est l'ovulation. La glaire cervicale devient perméable et favorable au passage des spermatozoïdes du vagin vers l'utérus.

La phase lutéale

Elle débute en milieu de cycle, au moment de l'ovulation. Le follicule mature, qui s'est rompu pour libérer un ovule, se transforme en corps jaune (amas de grosses cellules jaunes) qui sécrète une hormone, la progestérone :

- Si l'ovule n'est pas fécondé, le corps jaune dégénère ; le taux de progestérone chute, entraînant une desquamation de la muqueuse utérine ; ce sont les règles.
- Si l'ovule est fécondé, le corps jaune persiste et poursuit la sécrétion de progestérone, hormone indispensable à l'implantation de l'œuf dans l'utérus.

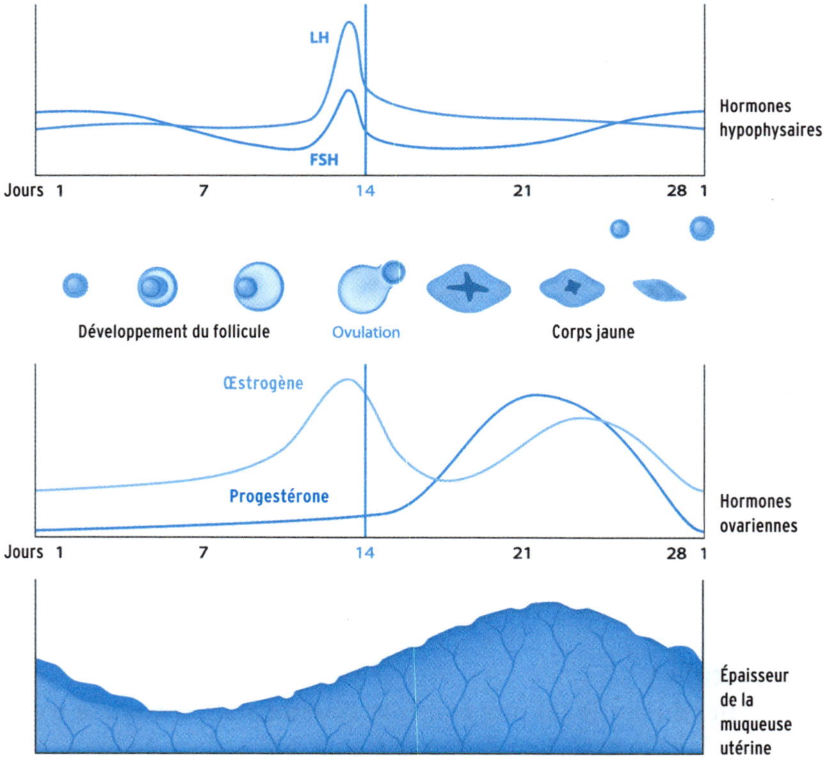

Le cycle de reproduction féminin

Les organes **génitaux masculins**

Les **testicules**

Les testicules, situés dans les bourses ou scrotum, contiennent les tubules séminifères, fins tubes sous forme de pelote, au sein desquels se fait la spermatogenèse. Ces tubules contiennent également des cellules nourricières, appelées cellules de Sertoli. Entre les tubules séminifères se trouvent les cellules qui fabriquent des hormones mâles ou androgènes, en particulier la testostérone : ce sont les cellules de Leydig.

Les voies **excrétrices**

Ces voies excrétrices assurent le cheminement des spermatozoïdes. Elles participent à la formation du sperme et à l'acquisition de son pouvoir fécondant. Lors de l'éjaculation, le sperme passe à travers ces conduits avant d'être ensuite expulsé du corps à travers le pénis :

- L'épididyme coiffe le bord supérieur du testicule. Il est composé de trois parties : la tête, le corps et la queue qui se continue par le canal déférent. Sa fonction principale est la maturation et le stockage des spermatozoïdes qui y acquièrent une mobilité (dans le testicule, les spermatozoïdes sont très peu mobiles).
- Le canal déférent est un long canal qui s'étend de la queue de l'épididyme au canal éjaculateur. Il se termine par l'ampoule déférentielle qui sert de réservoir aux spermatozoïdes dans l'intervalle des éjaculations.
- Les canaux éjaculateurs qui traversent la prostate sont formés par l'union du canal déférent et de sa vésicule séminale puis débouchent dans l'urètre.
- L'urètre est un canal excréteur qui remplit deux fonctions : urinaire (urine) et génitale (liquide spermatique). Il se termine par le méat urétral.

Les vésicules séminales

Les vésicules séminales sont des réservoirs de spermatozoïdes situés en arrière de la prostate et reliés chacun sur la terminaison du canal déférent correspondant. Elles produisent un liquide jaunâtre, alcalin et visqueux, riche en fructose, qui nourrit les spermatozoïdes qu'elles stockent et sert à leur maturation. Elles sécrètent 40 à 60 % du volume du sperme.

La **prostate**

La prostate est une glande située à la partie initiale de l'urètre masculin, en dessous de la vessie. Les sécrétions de la prostate font partie du liquide séminal. Ainsi, elles permettent l'activation des spermatozoïdes et la liquéfaction de l'éjaculat dans les voies génitales. Les sécrétions prostatiques assurent 20 à 40 % du volume du sperme.

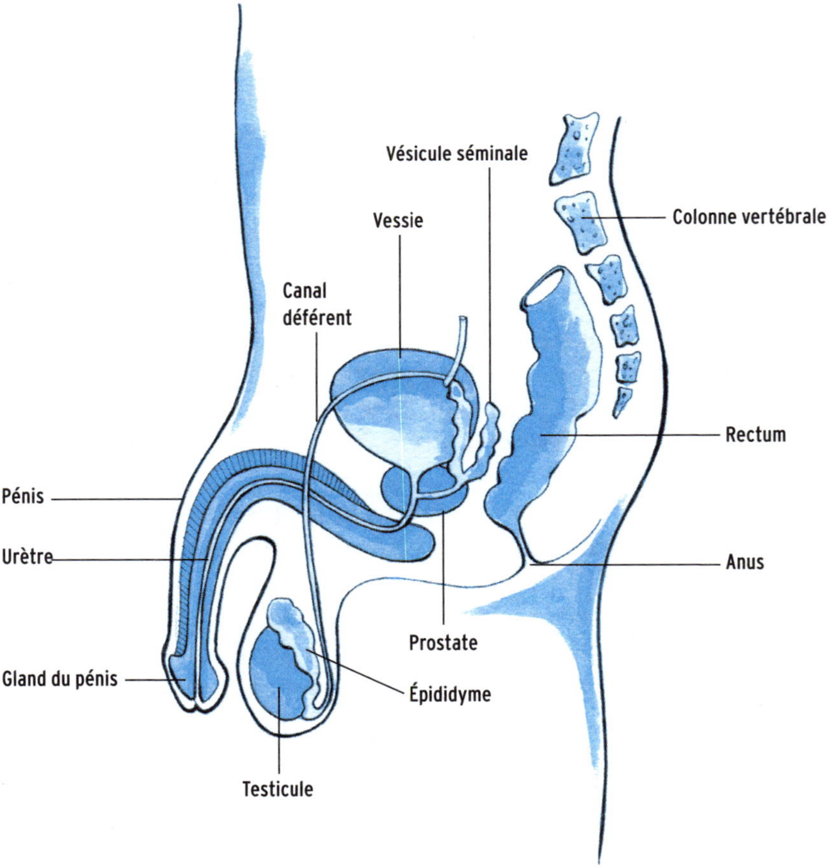

L'appareil génital masculin

Le cycle de **reproduction masculin**

Les spermatozoïdes, ou gamètes mâles, sont les cellules reproductrice, masculines contenues dans les testicules. Leur formation, ou spermatogenèse, est un processus continu, de la puberté à la fin de la vie, qui se déroule au sein des tubules séminifères situés dans les testicules. Elle s'effectue à partir de cellules souches, les spermatogonies, qui se multiplient par simple division cellulaire. Il faut environ 74 jours pour qu'une spermatogonie donne naissance à un spermatozoïde, auxquels il faut ajouter 12 jours de transit dans l'épididyme. Les spermatozoïdes sont formés de trois parties :

- la tête, composée du noyau qui contient les chromosomes et de l'acrosome, sac contenant les enzymes nécessaires à la pénétration dans l'ovocyte ;
- la pièce intermédiaire, constituée notamment de mitochondries, sortes de petites usines qui fournissent l'énergie nécessaire au mouvement du spermatozoïde ;
- le flagelle, organe de propulsion du spermatozoïde.

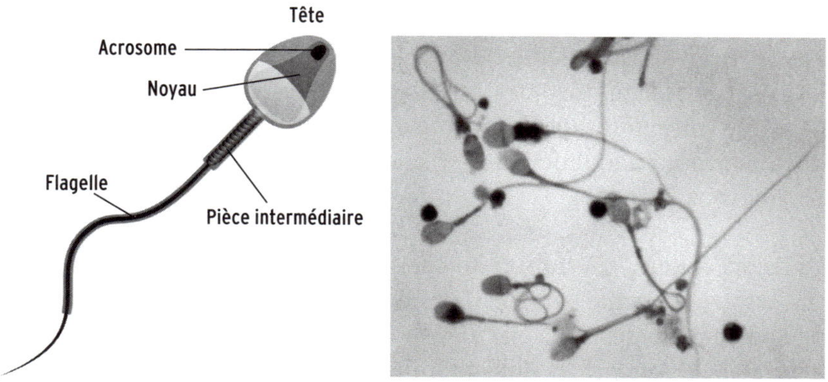

Les spermatozoïdes

Les spermatozoïdes libérés dans les tubules séminifères sont stockés dans l'épididyme où ils terminent leur maturation avec l'acquisition de la mobilité. Lors de l'éjaculation, ils passent dans l'épididyme, les canaux déférents et se mélangent avec les sécrétions des vésicules séminales et de la prostate, l'ensemble constituant le sperme. Ce sperme passe ensuite dans l'urètre puis est éjaculé vers l'extérieur au niveau du gland.

Le sperme est donc composé :

- du plasma séminal, phase liquide du sperme formée par l'épididyme, le canal déférent, les vésicules séminales, la prostate... ;
- des spermatozoïdes.

Tout comme les ovaires, les testicules sont sous le contrôle des hormones FSH et LH qui stimulent la spermatogenèse et la synthèse des hormones androgènes :

- la LH stimule les cellules de Leydig et augmente leur sécrétion de testostérone ;
- la FSH stimule la spermatogenèse et la croissance des tubes séminifères.

La position externe des bourses permet de maintenir les testicules à une température d'environ 35 °C et non de 37 °C comme dans le reste du corps. Cette faible température est indispensable à une spermatogenèse normale.

La **fécondation**

L'ovocyte n'est fécondable que dans les 24 heures qui suivent l'ovulation. Les spermatozoïdes sont susceptibles de rester fécondants dans les voies génitales féminines pendant trois à cinq jours. C'est la raison pour laquelle une femme est fécondable quelques jours par mois seulement.

La fécondation, pénétration du spermatozoïde dans l'ovocyte, s'effectue dans la trompe utérine. Lors d'un rapport sexuel, des millions de spermatozoïdes sont éjaculés dans le vagin. Pour atteindre l'ovocyte et le féconder, ils doivent migrer vers les trompes. Pour cela, la première étape est la traversée de la glaire cervicale. Seulement quelques centaines de spermatozoïdes atteignent les trompes, lieu de la fécondation. L'ovocyte est protégé par une enveloppe, la zone pellucide, à laquelle s'attachent quelques spermatozoïdes. Un seul spermatozoïde pénètre dans l'ovocyte. C'est la fécondation. Ensuite l'ovocyte devient imperméable à la pénétration d'un autre spermatozoïde.

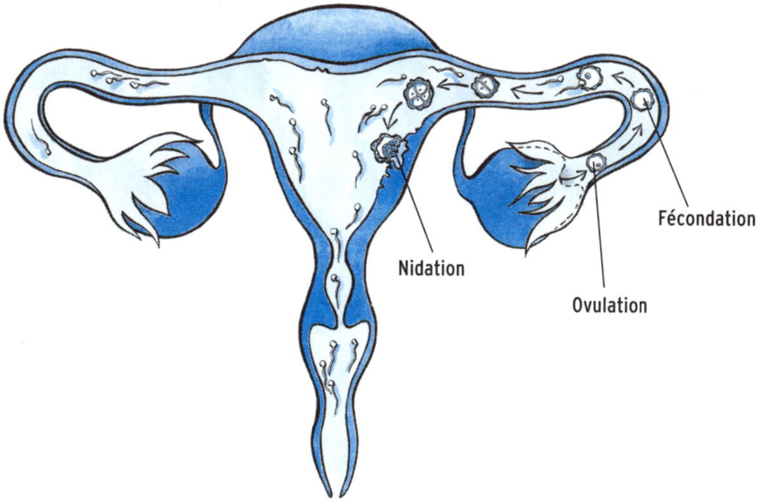

La fécondation

L'ovule fécondé, appelé zygote, se divise au rythme d'environ une division toutes les 10 heures. Au stade de 16 cellules, au 4e jour, l'embryon est appelé morula. À 64 cellules, à partir du 5e jour après la fécondation, on parle de blastocyste. À ce stade, l'embryon est formé de deux types de cellules : les cellules de la périphérie, ou cellules du trophoblaste, qui donneront le futur placenta, et les cellules internes du bouton embryonnaire, qui formeront l'embryon lui-même. Il migre vers l'utérus et vient se fixer sur l'endomètre : c'est la nidation. L'embryon prend le nom de fœtus lorsque les principaux organes et tissus sont formés, c'est-à-dire après la 10e semaine d'aménorrhée (absence de règles).

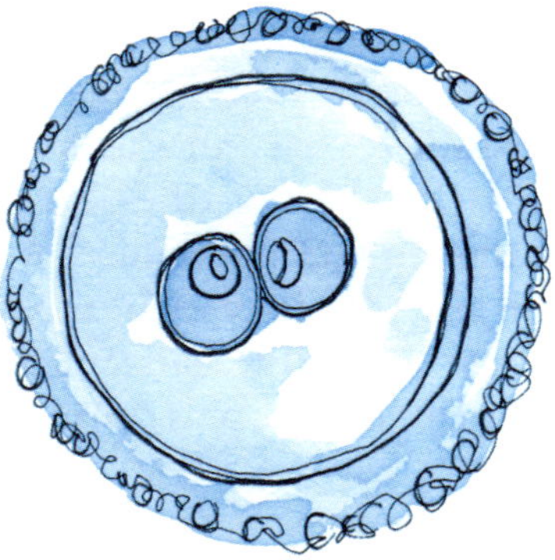

Zygote

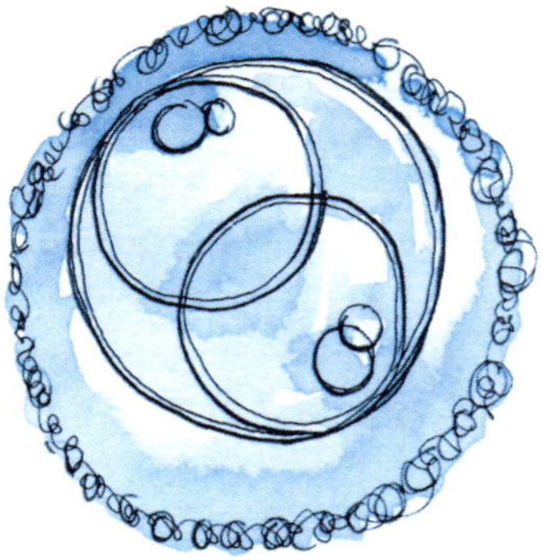

Embryon deux cellules

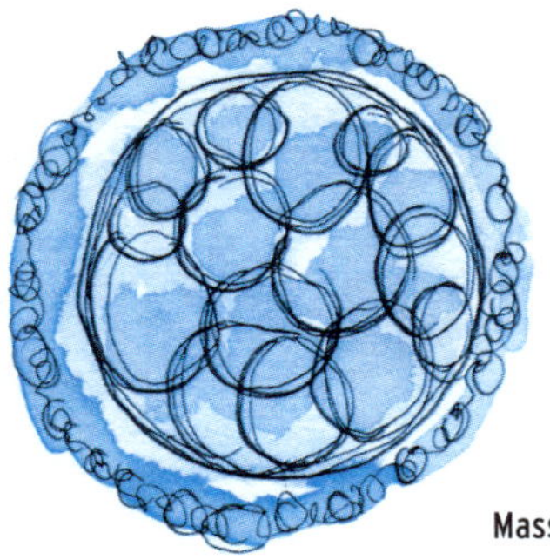

Morula

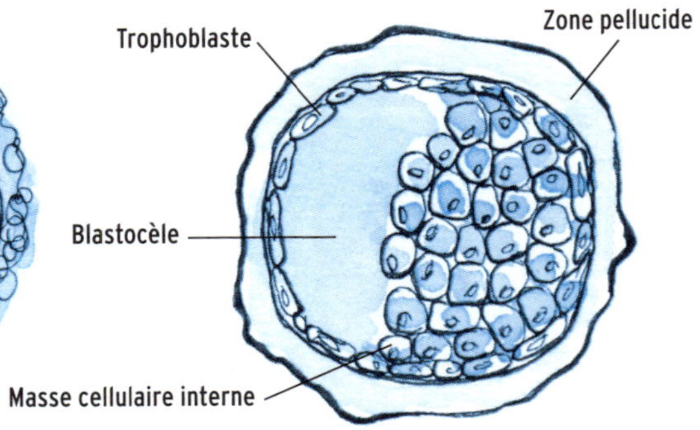

Blastocyste

Après l'arrêt de tout moyen de contraception, il est possible d'envisager une grossesse dès le premier cycle. Si vous utilisiez une contraception hormonale, votre premier cycle peut être retardé. Par la suite, les cycles redeviendront réguliers ou irréguliers selon votre « naturel ».

Savoir **attendre**

La pression de l'entourage est parfois forte. En l'absence de toute anomalie, un couple fécond a 25 % de chances par cycle d'obtenir une grossesse. Il faut donc commencer par prendre le temps, sans médicaliser le projet d'enfant : évitez les courbes de température, les tests d'ovulation… Programmer les rapports sexuels uniquement pendant la période dite d'ovulation risquerait de mettre en péril votre couple et la spontanéité de vos rapports sexuels.

Les médecins parlent d'infertilité lorsqu'un couple ne réussit pas à concevoir un enfant au bout de 12 à 18 mois en l'absence de toute contraception et malgré des rapports réguliers, c'est-à-dire au moins deux à trois par semaine. Au-delà de ce délai, il est justifié de débuter les investigations à la recherche d'une ou plusieurs causes d'infertilité du couple. Ce délai d'attente se réduit à six ou neuf mois si l'âge de la femme est supérieur à 35 ans. La fertilité baissant avec l'âge, le délai d'attente pour débuter les examens est plus court.

Avant de vous lancer dans les procédures lourdes, optez pour une alimentation équilibrée et diversifiée, orientez-vous vers une alimentation riche en fruits et légumes (antioxydants), en oméga 3, en produits céréaliers complets... et faites le tri des facteurs pouvant nuire à votre fertilité. Si certains facteurs ne peuvent pas être évités du fait de votre activité professionnelle ou de votre environnement, vous pouvez agir sur d'autres paramètres pour avoir la vie la plus saine possible. Votre médecin peut vous aider à les identifier (voir chapitre 2).

Le désir d'enfant après 40 ans

Le désir d'enfant après 40 ans est un véritable phénomène de société. Contraintes de la vie professionnelle, choix de « l'homme idéal », durée de vie plus longue, modèles familiaux, influences médiatiques... les femmes retardent de plus en plus le moment de leur première grossesse. Elles ont en moyenne leur premier enfant à 28 ans, soit quatre ans plus tard qu'à la fin des années 1960. Le report de l'âge à l'accouchement ralentit toutefois depuis une dizaine d'années. Les femmes sont également plus âgées à la naissance d'un deuxième ou troisième enfant. Au total, l'âge moyen des mères à l'accouchement, quel que soit le rang de naissance de l'enfant, est de 30 ans en 2010.

Les femmes semblent persuadées que, en cas de déficience, la science viendra à bout de leur baisse de fertilité. Ainsi, beaucoup d'entre elles ont eu une lueur d'espoir avec le don d'ovocytes, l'accueil d'embryons et surtout avec l'introduction dans la loi de 2011 d'une possibilité, certes étroite, d'autoconserver ses ovocytes en contrepartie d'un don (voir chapitre 9). À ce jour, cette loi n'a pas de décret d'application. Il reste que la médecine ne peut pas tout. Elle a des limites.

Est-ce **possible** ?

Les spécialistes de l'AMP lancent un cri d'alarme : « N'attendez pas trop longtemps pour avoir un enfant. » Le principal facteur limitant de la fertilité reste l'âge maternel. Après 40 ans, la fertilité spontanée de la femme est extrêmement faible. De plus, en France, la plupart des centres d'AMP prennent rarement en charge les femmes de plus de 43 ans. Le taux de réussite est faible :

- avec les inséminations, chez les femmes de plus de 40 ans, le taux d'accouchement par cycle est inférieur à 10 % (1,4 à 8,5 %) ;

- avec la FIV, le taux d'accouchement par ponction est en moyenne de 10 % à 40-41 ans et de 6,5 % à 42-44 ans. Au-delà de 45 ans, le taux d'accouchement est de 0 à 0,7 %.

L'âge du partenaire influe aussi sur sa fertilité. La qualité des spermatozoïdes se détériore avec l'âge. Le taux d'anomalies génétiques est plus élevé que dans les spermatozoïdes des hommes plus jeunes.

Quels sont les **risques pour la mère** ?

Fait moins connu, peu de grossesses dites tardives évoluent vers une naissance. Au Danemark, un registre a été mis en place pour suivre leur devenir en fonction de l'âge. Après 45 ans, le taux de fausse couche spontanée est de 74,7 % alors qu'il est de 8,9 % entre de 20 et 24 ans. Bien que les anomalies liées à l'ovocyte telles que les fausses couches précoces ou les anomalies chromosomiques soient a priori exclues (dans le cadre de don d'ovocytes), les risques médicaux s'aggravent avec l'âge maternel : diabète gestationnel, hypertension gravidique, troubles thrombo-emboliques (phlébite...), problèmes d'hémorragies (anomalies du placenta, hémorragie de la délivrance...), risques de césarienne. Le risque de décès pendant l'accouchement, qui est en moyenne de 1 sur 10 000, s'élève à 1 sur 3 000 entre 40 et 44 ans. Même si les ovocytes ou les embryons sont issus de femmes jeunes, les risques maternels et fœtaux d'une telle grossesse restent présents.

Quels sont les **risques pour l'enfant** ?

La grande majorité de ces grossesses se passe bien et donne des enfants en bonne santé. Le risque majeur d'une grossesse tardive reste la trisomie 21 (en dehors du don d'ovocytes ou de l'accueil d'embryon). À 25 ans, le risque de trisomie 21 est de 1/900 ; à 35 ans, il est de 1/380 et à 45 ans de 1/28. Les trisomies 13 et 18 augmentent également avec l'âge maternel. À partir de 38 ans, une amniocentèse systématique (remboursée par la Sécurité sociale) établit le caryotype de l'embryon à la recherche d'une anomalie chromosomique. Les autres conséquences fœtales possibles sont la prématurité, le retard de croissance dans l'utérus et la mortalité périnatale.

Témoignage de psychologue

C'est pour quand ? Quand la grossesse n'est pas encore intervenue, cette question qui semble toute simple peut vite être vécue comme gênante, voire agressive. C'est l'entourage qui demande des comptes. Le décalage entre l'inquiétude ressentie par le couple et la nécessité de devoir faire bonne figure devient vite un supplice.

Alors que faire ? Peut-être la prudence et l'humour sont-ils de mise vis-à-vis de l'entourage : « On vous préviendra à temps pour que vous soyez prêts à rencontrer le bébé à sa naissance. » Les gens peuvent comprendre qu'il n'y a plus à questionner quand ils insistent, suspects, indiscrets...

Mais si la question émane des parents ou des frères et sœurs, ce qui est souvent le cas, c'est plus difficile... Les parents veulent devenir grands-parents ; cela paraît légitime mais peut déboucher sur de la culpabilisation.

Alors dire les difficultés ? Pourquoi pas. Mais avec mesure, car vous risquez d'être encombré par la déception des parents au cas où le traitement n'aboutirait pas à une grossesse. Et c'est particulièrement injuste et douloureux, lorsqu'on est soi-même triste et déçu, de devoir consoler les autres. Ne rien dire, c'est dommage, car bien souvent ça peut faire du bien de partager ses soucis et ses espoirs avec des êtres bienveillants et aimants comme peuvent l'être les parents.

Avec les frères et sœurs, les sentiments peuvent être plus ambivalents. Alors prudence là encore et lucidité. Si la relation est bonne, ça peut être un soutien, sinon c'est un poids.

Il serait peut-être cependant intéressant d'analyser ce qui fait que cette question est si douloureuse, qu'il n'est pas facile de renvoyer le questionneur en lui signifiant qu'il est indiscret, que ça ne le regarde pas et qu'il sera informé en temps voulu. On croit qu'on a des comptes à rendre à la famille (transmission familiale) et aux autres (transmission humaine).

Autorisez-vous donc à dire ce que vous voulez.

Chapitre 2
Quels sont **les facteurs** qui peuvent **influencer votre fertilité** ?

Nous sous-estimons trop souvent les facteurs tels que l'alimentation, le poids ou le mode de vie… qui influent sur notre fertilité. Et pourtant, corriger nos erreurs alimentaires pourrait augmenter de 10 à 20 % le nombre de grossesses spontanées.

L'**alimentation**

Une alimentation saine, équilibrée et diversifiée est garante de notre bonne santé. Dans notre société dite « moderne », où nous souffrons de fatigue chronique, de lassitude, de stress, de dépression, une des solutions vient de notre assiette. La fertilité dépend aussi de cet équilibre alimentaire. Une étude américaine menée par une équipe de chercheurs de la Harvard School of Public Health de Boston a relaté le suivi de 17 544 femmes mariées durant huit années. Elle a analysé plus particulièrement la composition de leur assiette et de leur mode de vie. L'étude a conclu qu'un régime alimentaire spécifique, accompagné d'une activité physique quotidienne, réduirait jusqu'à 80 % les risques d'infertilité liés à des troubles d'ovulation, en cause dans près d'un tiers des problèmes de fécondité.

Privilégier les aliments à **faible index glycémique**

Les aliments à index glycémique (IG) élevé sont ceux qui augmentent rapidement le niveau de sucre dans le sang. Leur consommation entraîne une sécrétion importante d'insuline par le pancréas. Or, il a été démontré qu'une hyper-insulinémie (trop grande quantité d'insuline dans le sang) répétée pouvait nuire à l'ovulation. Favorisez donc les aliments à faible index glycémique : les protéines végétales, les produits céréaliers complets, les fibres alimentaires…

Les aliments à index glycémique bas

Produits céréaliers	Porridge, avoine, pain (complet, de son, noir, aux céréales), pâtes (penne, spaghetti, macaroni, fettuccine, vermicelle), riz (complet, long grain, basmati, sauvage), quinoa, vermicelle de soja
Fruits	Pomme, pêche, poire, orange, pamplemousse, fruits rouges, nectarine, figue, abricot, myrtille, grenade, prune, clémentine, rhubarbe, fruit de la passion (*préférer le fruit au jus de fruit*) Jus de citron
Légumes	Brocoli, chou-fleur, courgette, aubergine, champignon, céleri, épinard, laitue, tomate, concombre, haricot vert, soja, asperge, avocat, chou, radis, chou de Bruxelles, betterave, carotte crue, navet cru, salsifis, pousse de bambou, poireau, oseille, blette, fenouil, poivron, artichaut
Légumineuses	Petit pois, mange-tout, pomme de terre à l'eau, lentille, haricot blanc, pois chiche, pois cassé, flageolet, haricot rouge

Privilégier les **protéines végétales**

Les sources de protéines végétales sont les fruits oléagineux, les graines, les légumineuses, les produits dérivés du soja que sont le tofu ou le lait de soja, les céréales (comme le blé, l'avoine, le riz, le muesli ou le pain), les brocolis et les pommes de terre.

Les *légumineuses*, ou légumes secs, telles que les lentilles, les haricots rouges, les flageolets, les pois chiches ou les fèves, sont souvent évitées dans l'alimentation parce qu'elles sont accusées de faire prendre du poids et de donner des troubles digestifs ou des flatulences. Elles sont pourtant intéressantes sur le plan nutritionnel. Riches en fibres alimentaires, ce qui produit rapidement un effet de satiété, et en protéines, elles contiennent aussi du calcium, du fer, du magnésium et du zinc.

Valeur nutritionnelle **des légumineuses**

- Calories : 300 à 400 kcal pour 100 g cuit
- Protéines : en moyenne 20 %
- Lipides : en moyenne 1 à 2 %
- Glucides : en moyenne 60 %
- Fibres alimentaires : en moyenne 6 à 10 %
- Autres : minéraux (fer, calcium, magnésium, cuivre, phosphore) et vitamines du groupe B.

Les protéines végétales sont dites incomplètes. En effet, un ou plusieurs acides aminés essentiels sont absents des végétaux ou se trouvent en quantité insuffisante. C'est la raison pour laquelle les nutritionnistes conseillent de les combiner ou de les compléter avec une autre source de protéines végétales (des céréales par exemple) ou animales.

Les fibres assurent une régulation du transit digestif, diminuent les risques de constipation et de cancer colorectal. La consommation régulière de légumineuses apporte aussi un meilleur contrôle de la glycémie (taux de sucre dans le sang), diminue le « mauvais » cholestérol (LDL) ainsi que les risques d'être atteint de maladies cardiovasculaires. Pour éviter une sensation de ballonnements et de gaz qui peut arriver après leur consommation, voici quelques conseils :

- Faites tremper les légumineuses et jetez l'eau de trempage. Rincez-les avant de les faire cuire dans de l'eau fraîche.
- Faites tremper les légumineuses au réfrigérateur plutôt qu'à la température de la pièce.
- Consommez-les de préférence très cuites, entières ou réduites en purée.

Les *oléagineux* sont soit des graines telles que le sésame, le tournesol ou le lin, soit des fruits comme les amandes, les noisettes, les noix, les pistaches, les pignons. Ils sont souvent délaissés du fait de leur richesse en graisses (végétales), ce qui leur donne la réputation de faire prendre du poids. Or les graisses apportées par les oléagineux sont des graisses dites insaturées, indispensables pour notre corps. Elles ont de plus une action bénéfique sur le plan cardiovasculaire.

Valeur nutritionnelle **des oléagineux**

- Calories : en moyenne 600 à 700 kcal pour 100 g
- Protéines : en moyenne 10-20 % (ils manquent de quelques acides aminés dits essentiels tels que lysine, cystine, méthionine)
- Lipides : en moyenne 60 %, en particulier des oméga 3
- Glucides : teneur faible, en moyenne 5 %
- Fibres alimentaires : en moyenne 20 à 25 %
- Autres : minéraux, en particulier sélénium, zinc (antioxydant) et potassium, calcium, vitamine E (antioxydant) et vitamine B1

Réduire les **protéines animales**

Les besoins quotidiens en protéines dépendent du poids : ils sont estimés à 0,8 à 1,0 g par kg de poids idéal et par jour avec des variations selon l'importance de l'activité musculaire, soit une moyenne de 60 à 80 g par jour. Cela représente en moyenne 10 à 15 % de l'apport calorique total. Les protéines fournies par les aliments d'origine animale renferment tous les acides aminés dits essentiels. En revanche, les protéines végétales ont des déficits en acides aminés dit essentiels. Ainsi, il est souhaitable d'associer protéines animales et protéines végétales. Ces besoins quotidiens sont satisfaits par la consommation deux à trois fois par jour d'aliments d'origine animale et végétale suffisamment riches en protéines.

Les protéines animales sont principalement présentes dans la viande – y compris le gibier et la volaille –, les poissons, les crustacés, les œufs et les produits laitiers. Réduire les apports en protéines animales au profit des protéines végétales peut améliorer certains troubles d'ovulation.

Que représentent…	
10 g de protéines végétales ?	15 à 20 g de protéines animales ?
½ baguette de pain 125 g de lentilles cuites 150 g de haricots secs cuits 250 g de pâtes cuites 150 g de flageolets cuits 100 g de tofu 300 à 400 g de brocolis, chou-fleur, épinards	100 g de viande ; par exemple 2 tranches de jambon blanc, de dinde ou de poulet 100 g de poisson 2 œufs ½ litre de lait 4 yaourts 2 fromages blancs de 100 g

Augmenter l'apport **en fibres alimentaires**

Les fibres alimentaires augmentent la satiété par leur action « coupe-faim » et permettent en conséquence de réduire les apports énergétiques de 5 à 10 %. Elles diminuent également le taux de cholestérol total de 10 à 15 %, réduisent l'augmentation de la glycémie après un repas et réduisent le risque de cancer digestif. On estime que la population consomme en moyenne 15 g de fibres par jour, alors que les besoins sont de l'ordre de 25 à 30 g. Il existe deux types de fibres alimentaires : les fibres insolubles et les fibres solubles.

Les fibres insolubles agissent comme des petites éponges dans l'intestin. En se gorgeant d'eau, elles augmentent le volume des selles et aident à régulariser la fonction intestinale. Comme elles ralentissent la digestion, elles favorisent la satiété, ce qui contribue au contrôle de l'appétit et du poids. On les trouve dans le son de blé, les aliments à base de grains entiers, les légumes et les fruits, les noix, les légumineuses (haricots rouges, lentilles, pois chiches...).

Les fibres solubles forment un gel lorsqu'elles sont mélangées à l'eau et peuvent contribuer à abaisser le taux de cholestérol sanguin. De plus, elles agiraient comme un filtre au niveau de l'intestin pour ralentir l'absorption des glucides. Elles peuvent ainsi améliorer le contrôle glycémique, surtout après les repas. On les trouve dans le son d'avoine, les légumineuses, les fruits riches en pectine (pommes, oranges, pamplemousses, fraises, poires...), les légumes comme les asperges, les haricots et les pois verts, les choux de Bruxelles, les carottes.

Il est préférable d'augmenter la consommation de fibres graduellement pour maîtriser ainsi les petits « inconforts », ballonnements ou gaz, occasionnés par un tel régime. Assurez-vous également de boire beaucoup d'eau au cours de la journée, car l'eau augmente l'efficacité des fibres.

Augmenter **l'apport en fer**

De nombreuses femmes sont carencées en fer en raison de règles abondantes ou d'un apport insuffisant en viande… Cette carence en fer entraîne une fatigue physique et psychique et une moins bonne résistance aux infections. Elle peut aussi favoriser le risque de fausse couche, de prématurité… Les besoins journaliers sont évalués entre 10 à 16 mg de fer, soit 100 à 120 g de viande ou équivalent (poisson, œuf…). Pour que l'apport en fer soit suffisant, il est recommandé de consommer aussi des légumes frais et des légumes secs tels que lentilles, pois cassés ou haricots.

Les aliments **riches en fer**

- De 5 à 15 mg pour 100 g : abats, cacao, huîtres, lentilles, haricots blancs, jaune d'œuf, fruits secs, pois secs
- De 2 à 5 mg pour 100 g : viande, épinards, persil et pain

La vitamine C augmente l'absorption du fer tandis que la caféine, présente dans le café, le thé et le soda à base de cola, freine son absorption digestive.

Réduire les acides **gras insaturés dits « trans »**

Ces acides gras trans (ou huiles hydrogénées), lorsqu'ils sont consommés en trop grande quantité, favorisent l'obésité, les maladies cardiovasculaires, le diabète et le cancer, et nuisent à la fertilité. Certains acides gras trans, dits naturels, sont produits dans l'estomac des ruminants (vaches, moutons) par les bactéries qui y résident. Ces acides gras sont ensuite incorporés dans les graisses corporelles des animaux et dans leur lait. Ils sont par conséquent présents dans la viande, le lait et les produits laitiers. D'autres acides gras trans sont synthétisés via des procédés industriels comme l'hydrogénation des huiles végétales. Ce type de procédé permet de faire passer des graisses de l'état liquide à l'état solide, ce qui facilite leur utilisation et leur stockage. Ce procédé d'hydrogénation est utilisé pour produire de la margarine, des pâtes à tartiner ou des biscuits (la mention *huile végétale hydrogénée* peut figurer sur l'étiquette). Les acides gras trans peuvent également se former lors du chauffage et de la cuisson des huiles végétales à haute température, que ce soit au cours de procédés industriels de transformation ou lors de l'utilisation domestique de ces huiles.

De manière générale, la teneur en acides gras trans est assez élevée dans les pâtisseries et les biscuits industriels comme les cookies, les biscottes, les frites, les plats préparés, les bonbons, les potages industriels, les produits laitiers et la viande.

Consommer des **produits laitiers entiers**

Consommer un à deux produits laitiers entiers par jour pourrait aider à rétablir l'ovulation. Favorisez le lait entier, éventuellement demi-écrémé, et ses dérivés : le fromage blanc, les petits-suisses, les yaourts… non allégés. À privilégier en qualité, mais… en quantité raisonnable. Une fois enceinte, vous pourrez opter pour une alimentation à faible teneur en matières grasses.

Valeur nutritionnelle moyenne des laits de vache

	Calories (kcal)	Protéines (g)	Graisses (g)	Lipides (g)
Lait écrémé 100 ml	34	3,2	4,6	0,2
Lait demi-écrémé 100 ml	46	3,3	4,6	1,6
Lait entier 100 ml	63	3,2	4,6	3,5

200 ml de lait entier équivaut à :

- 100 g de fromage blanc à 40 % de matière grasse (MG), soit 8 % MG sur produit fini
- 30 g de fromage à 70 % MG, soit 35 % MG sur produit fini
- 1 petit-suisse à 60 % MG, soit 10 % MG sur produit fini

Les **différents laits**

Le lait cru est embouteillé directement à la ferme, après la traite des vaches, où il est soumis à des contrôles stricts, puis déposé en magasin, au rayon frais. Il se conserve au maximum 72 heures au frais après mise en bouteille. Sa composition est proche de celle du lait entier. Il est à éviter si vous êtes enceinte à cause du risque de listériose.

Le lait frais pasteurisé se trouve également au rayon frais des magasins alimentaires. La pasteurisation, c'est-à-dire le chauffage à 72 °C, le débarrasse des micro-organismes indésirables. Il peut être entier, demi-écrémé ou écrémé et se conserve sept jours à 4 °C.

Le lait UHT (upérisation à haute température) est stérilisé à 140-150 °C pendant deux à cinq secondes. Il se conserve à température ambiante pendant trois mois.

Le **poids**

Une anomalie pondérale importante, que ce soit un surpoids ou au contraire une trop grande maigreur, peut entraîner une baisse de la fertilité aussi bien chez l'homme que chez la femme.

La graisse corporelle affecte la production de gonadolibérine (GnRH pour *gonadotropin releasing hormone*), une hormone essentielle à une ovulation régulière chez la femme et à la production de sperme chez l'homme. La GnRH active plus particulièrement la sécrétion de l'hormone lutéinique (LH pour *luteinizing hormone*) et de l'hormone de stimulation folliculaire (FSH pour *follicle stimulating hormone*), toutes deux essentielles au développement des ovules et de spermatozoïdes.

L'indice de masse corporelle (IMC) a été reconnu par différentes instances internationales comme le meilleur moyen pour définir la maigreur, le surpoids et l'obésité. Il se calcule de la façon suivante : poids / taille^2, exprimé en kg/m^2. Si le résultat se situe entre 18 et 25, le poids est considéré comme normal. Entre 25 et 30, la personne est en surpoids. Au-delà de 30, il s'agit d'une obésité. Un IMC inférieur à 18 définit la maigreur.

En 2013, près d'un Français sur deux est en surpoids. Selon un sondage Opinion Way pour la Mutuelle générale de l'Éducation nationale (MGEN), les Français se considèrent globalement en bonne santé mais sont 46 % à être en surpoids ou obèses, malgré une alimentation « équilibrée » et des activités physiques ou sportives pratiquées régulièrement. De plus, ils ne voient pas que le surpoids altère leur santé car ils se jugent en bonne santé, alors que près de la moitié d'entre eux ont des problèmes de surpoids.

L'obésité et le surpoids altèrent la qualité de vie et provoquent diverses maladies, comme le diabète, l'hypertension ou les maladies cardiovasculaires, ainsi que des dysfonctionnements sexuels.

Le **surpoids et l'obésité** chez la femme

Surpoids ou obésité ne signifient pas invariablement infertilité, mais il est clair qu'ils accroissent le risque d'infertilité. Chez la femme obèse, les perturbations du cycle sont fréquentes et s'accompagnent d'une raréfaction des ovulations (dysovulation). Un IMC supérieur à 27 kg/m^2 multiplie par trois le risque d'infertilité par absence d'ovulation (infertilité anovulatoire).

Le surpoids contribue à une augmentation des troubles d'ovulation et peut-être aussi des risques de fausse couche. La plupart des complications materno-fœtales sont multipliées par 2 à 5 en cas d'obésité (IMC > 30). Or, plus de 90 % des femmes obèses peuvent obtenir une amélioration de leur cycle, voire des grossesses spontanées, par une prise en charge diététique et de l'exercice physique.

Si vous êtes en surpoids et que vous avez des difficultés à devenir enceinte, essayez de vous donner au moins trois mois pour perdre du poids. Vos chances d'avoir un enfant en bonne santé et une grossesse sans complication en seront augmentées.

Le surpoids **pendant la grossesse**

Il semble désormais acquis que le poids du bébé est lié à l'IMC de la mère avant la grossesse ; il existe un risque de surpoids pour le nouveau-né en cas de surpoids/obésité de la mère en préconception. C'est pourquoi il est important de surveiller votre poids et d'adapter durablement votre alimentation. Pendant la consultation préconceptionnelle, le médecin pourra aborder avec vous ces problèmes de surpoids. Au cours de votre grossesse, vous pourriez présenter une hypertension artérielle, un diabète gestationnel, encourir une césarienne à risque…

La perte de poids facilite l'ovulation et limite les risques médicaux pour vous et pour le futur bébé.

Témoignage de médecin

Un couple vient consulter pour infertilité primaire depuis trois ans. Madame est obèse (IMC de 34) avec des cycles non ovulatoires. Monsieur ne présente aucune pathologie, son bilan est normal. Je décide de pratiquer, après l'analyse de tous les examens, une stimulation modérée pour obtenir des cycles ovulatoires. Le risque majeur de ce type de traitement, même bien maîtrisé, est de provoquer des grossesses multiples qui peuvent être dangereuses pour la mère et les nouveau-nés. Nous obtenons une grossesse gémellaire (jumeaux). Pendant la grossesse, la mère a développé une hypertension artérielle et un diabète. Néanmoins elle se porte bien, de même que les enfants et le père.

Quelques années plus tard, le couple revient pour une seconde demande de grossesse. L'IMC de la mère est passé de 34 à 38 avec une hypertension artérielle. Je lui ai demandé impérativement de perdre du poids avant tout traitement en lui expliquant le danger de la grossesse dans ce contexte.

L'obésité chez l'homme

On savait que les femmes en surpoids avaient souvent plus de difficulté à devenir mères que les autres, mais il se pourrait bien que les hommes soient également concernés. Les hommes obèses (IMC > 30) seraient moins fertiles que les autres. Pourquoi ?

Les chercheurs se sont aperçus que, chez les hommes obèses, les taux des hormones LH (*luteinizing hormone*) et FSH (*follicle stimulating hormone*) étaient plus bas que chez les hommes de poids normal. Or, ces deux hormones sont essentielles à la reproduction et un déficit pourrait expliquer une baisse de fertilité. L'obésité masculine était déjà associée à une baisse du niveau de testostérone et à un risque plus important de troubles érectiles. D'autres études récentes montrent que les hommes souffrant d'obésité produiraient un sperme de moindre qualité et en quantité plus faible (azoospermie ou oligozoospermie) que ceux de poids normal.

La production de sperme peut s'améliorer grâce à une perte de poids.

Témoignage de médecin

Une femme de 38 ans consulte pour une infertilité secondaire depuis un an. Elle a eu ses deux premières grossesses spontanément avec le même partenaire. Je pose les questions habituelles sur elle, lui et le couple. Je lui demande de faire quelques examens. Et surtout je lui demande de revenir avec son partenaire. Lors de la deuxième consultation, je constate que monsieur a pris 15 kg à chaque grossesse, soit plus de 30 kg. Avec une taille de 1,75 m et un poids de 100 kg, l'IMC est de 32,6. Le spermogramme montre des anomalies de mobilité et de forme des spermatozoïdes. Le couple ne souhaite pas de prise en charge en AMP. Le premier conseil : « Monsieur, essayez de perdre quelques kilos… » Six mois après, la femme revient pour m'annoncer sa grossesse.

La maigreur chez la femme

Une perte de poids extrême ou des maladies comme l'anorexie mentale peuvent également affecter la fertilité féminine. Chez les femmes, un faible poids (IMC < 18) peut réduire la production de GnRH. De ce fait, l'ovulation devient irrégulière ou s'arrête. Des niveaux de GnRH réduits peuvent également affecter la capacité d'accueil d'un ovule fécondé par l'endomètre (utérus). Les femmes qui ont un trop faible indice de masse corporelle ont 72 % de risques de faire une fausse couche spontanée au cours des trois premiers mois de grossesse.

Témoignage de médecin

Certaines femmes qui ont connu une période d'anorexie pendant leur jeunesse craignent pour leur fertilité. J'essaie de les rassurer. En effet, si, à distance, elles ont récupéré un poids stable et des cycles spontanés, elles présentent probablement une ovulation correcte. Je me permets uniquement d'effectuer un bilan hormonal féminin pour confirmer mon discours.

La maigreur chez l'homme

La maigreur chez l'homme (IMC < 18) est aussi un risque de perturbation de la qualité du sperme dont les mécanismes restent mal connus. Un dérèglement hormonal entraînerait une diminution des taux de FSH, de LH, de testostérone libre et de la leptine. Ces anomalies altèrent la qualité du sperme qui contient moins de spermatozoïdes et davantage d'entre eux avec des formes anormales (tératozoospermie).

Le mode de vie et l'environnement

Notre environnement menace de plus en plus notre fertilité. La présence de nombreuses substances toxiques altère la mise en place des organes (organogenèse), en particulier des organes sexuels, et plusieurs études ont montré une modification de la qualité du sperme dans les pays industrialisés. Quelque 30 000 substances chimiques, parmi lesquelles figurent les « perturbateurs chimiques » (dont par exemple le bisphénol A), semblent être responsables de cette baisse de fertilité. À ces problèmes d'environnement s'ajoute notre mode de vie qui peut interférer avec la fertilité.

Quelques **chiffres**

- En 50 ans, la production de spermatozoïdes dans l'espèce humaine a diminué en moyenne de moitié. On observe également une baisse du nombre de spermatozoïdes normaux et une anomalie de leur mobilité, qui entraînent une baisse de fécondation.
- L'incidence du cancer des testicules a augmenté de 50 % en 20 ans en France.
- 30 % des femmes âgées de 25 à 44 ans déclarent avoir eu des difficultés à concevoir un enfant.

L'activité **professionnelle**

Chez l'homme, tout ce qui augmente régulièrement la température autour des testicules tend à réduire sa fertilité. Les sous-vêtements trop serrés, les pantalons de cycliste en nylon, une exposition professionnelle à une source de chaleur, les saunas, les longs bains chauds, les jacuzzis accroissent la température des testicules, ce qui dégrade la qualité du sperme. Les professions en contact avec une source de chaleur, tels les cuisiniers, les boulangers, les souffleurs de verres, les métallurgistes… sont donc exposés à une détérioration de la qualité du sperme. C'est un phénomène réversible. De longues durées de transport favorisent également une augmentation de la chaleur locale au niveau des testicules. Les professions touchées sont les chauffeurs de taxi, de bus et de camion.

Les artisans, les employés de l'industrie chimique, de la métallurgie, de l'électronique, ainsi que ceux qui travaillent dans les domaines liés à l'imprimerie, dans le nucléaire ou d'autres unités de production d'énergie doivent consulter un spécialiste de la fertilité afin d'évaluer le risque d'emploi de produits affectant la fertilité.

Le **stress**

Fléau des temps modernes, le stress peut à long terme affecter gravement la santé, aussi bien physique que mentale. Il peut être à l'origine de modifications du comportement alimentaire, responsable de maigreur ou d'obésité, et d'abus de consommation de café, de tabac, d'alcool et de drogues, ce qui a des impacts sur la fertilité du couple. Le stress a donc un impact négatif sur la qualité de vie. Ce que l'on sait moins, c'est qu'il a également un effet délétère sur la fertilité. Il peut engendrer un blocage de l'ovulation chez la femme sur plusieurs cycles. Le stress ne favorise ni l'épanouissement du couple ni le nombre de rapports sexuels et le diagnostic d'infertilité est souvent décrit comme l'événement le plus stressant dans la vie d'un couple. D'ailleurs, plus une femme est stressée, moins elle répond au traitement de stimulation d'ovulation.

Le stress peut affecter gravement la santé et la fertilité

Causes fréquentes de stress	Quelques stratégies anti-stress
Trop de sollicitations professionnelles Situation de tension : chômage, divorce, mésententes familiales ou professionnelles Environnement : bruit, pollution, transport Difficulté à récupérer	Listez les facteurs déclenchants Organisez-vous pour créer un moment privilégié rien que pour vous Pratiquez régulièrement une activité physique Prenez du temps pour des activités ludiques : cinéma, concert, théâtre, poterie Soignez votre hygiène de vie : évitez tabac, alcool, café… Acceptez-vous : cessez de vous comparer aux autres Fixez-vous des objectifs réalistes Prenez du recul face aux situations stressantes : respiration profonde, méditation, sophrologie, yoga, acupuncture peuvent vous aider… Positivez

Adopter une alimentation anti-stress

Le cerveau a besoin d'oxygène et de sucre pour fonctionner. Les bons sucres sont ceux ayant un index glycémique faible parce qu'ils libèrent lentement leur glucose dans le sang, fournissant un apport constant au cerveau. Ils évitent la fatigue, les fringales et la baisse d'attention. Certaines graisses telles que les oméga 3 ont un effet positif sur la mémoire et sur la tension nerveuse. Les vitamines B1, B6, B9 et B12 favorisent l'attention et la mémorisation (voir annexe 1).

Adoptez la « zen attitude ». Le stress rend moins productif et l'anxiété provoque une fuite de magnésium. Les conséquences en sont l'installation d'une fatigue chronique et d'un manque d'énergie, ce qui renforce le stress et la perte de confiance en soi. Certains aliments peuvent vous aider à retrouver une certaine sérénité :

- Le magnésium, un décontractant musculaire, occupe un rôle central dans la lutte contre l'anxiété. Ce minéral évite les picotements et les fourmillements musculaires. En améliorant l'utilisation d'énergie et le rendement musculaire, il participe au tonus et au bien-être. Il permet de lutter contre l'hyperémotivité. Vous en trouvez dans le chocolat, les céréales complètes (riz et pâtes), les poissons gras et l'eau minérale.

Quelques **aliments riches** en **magnésium**

- Cacao, chocolat noir
- Graines de tournesol
- Bigorneaux, crevettes
- Noix, pistaches, cacahuètes
- Pain complet et céréales complètes
- Fruits secs
- Bananes
- Légumes secs cuits
- Eau minérale (Hépar, Contrex, Badoit)
- Tofu

- La taurine est une protéine avec une action anti-stress. Elle préserve la concentration de magnésium dans le corps et a un effet calmant sur les muscles et les nerfs. Elle est présente dans la viande, le poisson, les huîtres et les légumes secs.
- La vitamine B6 renforce l'efficacité du magnésium. Elle est utilisée par le cerveau pour fabriquer le GABA et la sérotonine, deux substances anti-anxiété.

Quelques **aliments riches en vitamine B6**

- Levure
- Germes de blé, pain, céréales complètes
- Foie, rognons
- Viandes, poissons
- Haricots, lentilles
- Bananes
- Avocats, choux de Bruxelles

■ Les antioxydants, vitamines A, C, E, sélénium et zinc, limitent la formation de radicaux libres libérés lors de situations de stress. Ces radicaux libres sont toxiques pour notre organisme.

EXEMPLE DE MENU TYPE ANTI-STRESS

Petit déjeuner : tartines de pain aux céréales ou céréales complètes, fruits oléagineux (noix, amandes, noisettes), produits laitiers (yaourt, lait, fromage blanc), agrume (orange, pamplemousse), thé ou café

Déjeuner : salade de carottes râpées, poissons (sardine, thon...), épinards, riz complet, yaourt, 2 kiwis

Goûter : barre de céréales, jus de fruits rouges ou d'agrumes

Dîner : soupe de cresson, tranche de pain complet, mousse au chocolat

Respecter le cycle de sommeil

Le sommeil est votre atout. Toute perturbation du sommeil entraîne une fatigue lancinante, une perte de libido et probablement un trouble d'ovulation secondaire à la baisse du taux de mélatonine, l'hormone du sommeil.

Chaque nuit, le sommeil suit une alternance de sommeil léger et de sommeil profond. Cet enchaînement est gouverné par l'hypothalamus, une sorte d'horloge du cerveau. Entre chaque cycle est présente une période de réveil dont la plupart des dormeurs ne se rendent pas compte. Seules les personnes souffrant de troubles du sommeil ont la sensation de se réveiller de nombreuses fois.

Le sommeil lent est appelé ainsi parce que les ondes cérébrales y sont lentes. Il permet au corps de se reposer et d'évacuer les tensions accumulées durant la journée. Le sommeil paradoxal dure entre 15 et 20 minutes pendant lesquelles le corps récupère. Cette phase est caractérisée par une activité cérébrale intense, semblable à l'activité durant la phase d'éveil. Bien que la personne soit endormie, le cerveau est paradoxalement très actif, d'où son nom de sommeil paradoxal. C'est pendant cette phase qu'apparaissent rêves et cauchemars.

Quelques **astuces** pour un **« bon » sommeil**

- Faites la sieste (pas plus de 30 minutes).
- Après une soirée très tardive, n'oubliez pas de vous recoucher plus tôt pour réinitialiser votre horloge biologique.
- Lisez. La lecture facilite l'endormissement car elle sollicite le cerveau lentement et « vide » la tête des tracas du quotidien.
- Aérez votre chambre.
- Baissez ou coupez le chauffage. La chaleur nuit à la qualité de votre sommeil.
- Faites le noir. L'œil est sensible au moindre rayon de luminosité. Parfois l'insomnie peut être liée à un point lumineux (un appareil en veille, un réveil trop lumineux, un réverbère…).
- Évitez les activités sportives tardives.
- Utilisez les « écrans » avec modération : portable, tablette, ordinateur, télévision…

L'alimentation à privilégier :

- Préférez les protéines végétales (lentilles, pois chiches, petits pois, tofu…), les aliments à index glycémique bas, ceux contenant des oméga-3.
- Consommez viandes, poissons, fruits de mer plutôt le midi que le soir.
- Les produits laitiers sont les bienvenus le soir.

L'alimentation à éviter :

- La caféine le soir : thé, café, boissons à base de coca. L'action de la caféine peut durer jusqu'à 6 heures après sa consommation et ainsi perturber votre sommeil.
- Les repas copieux, trop gras ou épicés. La température du corps doit être basse pour un bon sommeil. Une alimentation trop copieuse prolonge la digestion et augmente la thermogenèse. La température du corps augmente et nuit au sommeil.
- Les repas tardifs. Ils ne permettent pas une digestion adéquate avant l'heure du coucher. Cela retarde le sommeil.
- Une trop forte consommation d'alcool : l'alcool empêche l'installation du sommeil paradoxal.
- Les boissons survitaminées : vous pouvez être un peu trop excité pour amorcer votre sommeil.

Témoignage de psychologue

C'est très bien de proposer une stratégie anti-stress quand on a dit qu'il « a un effet délétère sur la fertilité ». Mais il n'y a rien de plus normal que d'être « stressé » lorsque ce que l'on désire si fort nous échappe à peu près complètement.

Du coup, dire « ne soyez pas stressé » revient à dire « soyez heureux » alors que vous butez parfois pour la première fois sur une impossibilité bouleversante. Il y a un temps pour le stress, puis un temps pour l'acceptation, puis un temps pour la résolution avec l'aide de la médecine.

Or, la grossesse peut ne pas venir en raison d'une stérilité ou d'une fertilité capricieuse. L'origine de l'infertilité est parfois repérée et comprise, mais reste d'autres fois inexpliquée ou paradoxale. Avec l'infertilité, nous avons affaire à un « champ frontière » de la médecine, un entre-deux. Ce n'est pas une maladie en soi, mais l'évolution des techniques médico-chirurgicales incite à penser que, si on ne comprend pas la cause somatique, c'est qu'on ne l'a pas encore trouvée. Or parfois c'est bien ailleurs qu'il faut chercher.

Les traitements médicaux

Divers médicaments – y compris certains produits courants utilisés dans le traitement des ulcères et de l'hypertension – des antibiotiques, des antidépresseurs, des amphétamines, des traitements contre l'alopécie, l'hypertrophie de la prostate... peuvent avoir une incidence sur la production de spermatozoïdes et sur la libido de l'homme. Si les effets semblent être réversibles en cas d'utilisation à des doses modérées sur une durée limitée, la production des spermatozoïdes risque d'être définitivement altérée en cas d'utilisation prolongée. Certains lubrifiants au cours des rapports sexuels se sont également avérés avoir un effet nocif sur la qualité des spermatozoïdes.

Les traitements par radiothérapie et/ou par chimiothérapie utilisés dans le traitement des cancers et/ou des maladies auto-immunes sont susceptibles de nuire au fonctionnement des gonades – testicules et ovaires – dans la mesure où ils s'attaquent de façon sélective aux cellules à division rapide dont font partie les cellules cancéreuses, mais également les cellules germinales : spermatozoïdes et ovocytes. Ainsi, si vous devez subir un traitement de ce type, il vous est souvent proposé de congeler (cryoconservation) les spermatozoïdes ou les ovocytes (voir chapitre 9).

Le **tabac**

Chez la femme, de nombreuses études démontrent les effets dévastateurs du tabac qui pourrait abaisser la fertilité de plus de 10 à 40 % par cycle. Le délai de conception est à peu près le double chez une fumeuse par rapport à une non-fumeuse. Cet effet est réversible puisque les anciennes fumeuses retrouvent un délai de conception équivalent à celui des non-fumeuses.

Le tabac, la nicotine, le goudron et les autres produits toxiques présents dans la cigarette altèrent la production d'œstrogènes, hormones indispensables au cours d'un cycle d'ovulation. L'ovocyte peut devenir fragile et de moins bonne qualité. Plus le nombre de cigarettes fumées est important, plus le nombre d'ovocytes produits en réponse à une stimulation ovarienne est faible.

Quelques **mécanismes responsables** d'une baisse de la **fertilité féminine** en cas de **tabagisme**

- Diminution du nombre d'ovocytes et baisse de la réserve ovarienne
- Altération de la maturité des ovocytes
- Baisse de la capacité des ovocytes à être fécondés
- Baisse de la capacité d'implantation de l'embryon au niveau de l'utérus
- Augmentation du risque de grossesse extra-utérine (GEU) : 20 % des GEU seraient imputables au tabac
- Augmentation des fausses couches précoces
- Épaississement de la zone pellucide de l'ovocyte, entraînant un taux de fécondation plus faible
- Effets pro-oxydants néfastes : production de radicaux libres qui ont un effet toxique sur les cellules

Chez l'homme, la consommation de tabac conduirait à une diminution du nombre de spermatozoïdes, de leur mobilité et, à un degré moindre, à une altération de leur morphologie. Ces anomalies, dont les effets dépendent de la dose, disparaîtraient après un sevrage. Une association significative du tabagisme avec une augmentation du délai de conception supérieure à six mois a également été mise en évidence. Le tabac altérerait le matériel génétique dans le noyau des cellules (ADN) des spermatozoïdes en raison d'un effet pro-oxydant, il réduirait leur capacité de fécondation et augmenterait le risque d'embryons anormaux.

Et la **cigarette électronique** ?

La cigarette électronique, ou e-cigarette, est un succès qui se traduit par une baisse de 7,6 % des ventes de tabac en France en 2013. D'après un rapport de l'OMS d'août 2014, elle peut avoir des impacts graves sur la santé de l'adolescent et du fœtus. La prudence reste de rigueur.

L'**alcool**

Chez la femme, certaines études laissent penser que plus grande est la quantité d'alcool consommée au-delà de deux verres par jour, plus faible sont les chances d'être enceinte. L'alcool peut engendrer des cycles irréguliers et non ovulatoires, augmenter les risques de fausse couche et entraîner de graves anomalies congénitales telles que le syndrome d'alcoolisme fœtal (SAF). Très toxique pour le fœtus, l'alcool agit directement sur des cellules de son cerveau.

En France, la loi précise que la consommation d'alcool pendant la grossesse doit être impérativement nulle. Des logos interdisant la consommation d'alcool sont présents sur les bouteilles contenant de l'alcool.

Logo apparaissant sur les bouteilles contenant de l'alcool

Chez l'homme, la consommation excessive d'alcool peut entraîner des effets néfastes tels qu'une diminution du volume testiculaire (atrophie testiculaire), de la libido et de la production spermatique. Des cas d'absence de spermatozoïdes dans l'éjaculat (azoospermie) ont même été décrits chez des hommes alcooliques. Un arrêt de consommation permet souvent de retrouver en quelques mois seulement un nombre satisfaisant de spermatozoïdes.

Le **café**

Les femmes buvant plus de deux tasses de café par jour ont deux fois moins de chances de devenir enceintes que celles qui en boivent moins. En fait, ce n'est pas tant le café que la caféine qu'il contient qui en serait responsable. Pendant la période de conception, il vaut donc mieux limiter sa consommation de caféine. La caféine se retrouve non seulement dans le café mais également dans le thé, les colas, le chocolat, le maté (thé sud-américain) et certaines boissons énergétiques à base de guarana.

Selon certaines études, les futures mères devraient éviter toute boisson contenant de la caféine durant les cinq premiers mois de grossesse. Le risque de fausse couche serait deux fois plus important quand la consommation quotidienne de caféine est supérieure à 200 g (deux tasses de café ou cinq cannettes de soda caféiné) par rapport à une femme qui n'en boit pas. Il n'existe pas d'études concernant le café décaféiné et/ou le thé déthéiné ; la prudence recommande une consommation modérée.

Chez l'homme, la consommation excessive de café peut entraîner une diminution de la mobilité et de la morphologie des spermatozoïdes.

Le **cannabis**

La marijuana (cannabis) contient des cannabinoïdes qui se lient à des récepteurs situés dans les organes génitaux comme l'utérus ou le canal déférent.

Chez la femme, une consommation régulière de marijuana (plus de quatre fois par semaine) provoque des perturbations des cycles et de la qualité d'ovulation. Ainsi, la prise de cannabis peut nuire à la régulation hormonale du cycle, mais aussi aux mouvements des trompes (et donc au déplacement de l'embryon vers l'utérus), au développement placentaire et fœtal et peut même causer des morts fœtales.

Chez l'homme, les cannabinoïdes réduisent le taux de testostérone libéré par les cellules de Leydig, diminuent le nombre et la mobilité des spermatozoïdes. La consommation régulière de cannabis et de marijuana dégrade donc la qualité du sperme et son pouvoir fécondant.

Les **autres drogues**

Indépendamment du fait qu'une forte consommation peut réduire le désir et les fonctions sexuelles, érection et éjaculation, les drogues affectent la fertilité :

- La cocaïne, par son action sur le système nerveux central ou périphérique, peut avoir des effets sur les taux hormonaux chez l'homme et la femme.
- Le LSD peut provoquer des anomalies au niveau du noyau (ADN) des spermatozoïdes.

- La prise de stéroïdes anabolisants comme la testostérone, parfois utilisés illégalement par les sportifs de haut niveau et les culturistes, a de graves effets indésirables sur la reproduction. Ils peuvent notamment engendrer une oligozoospermie voire une azoospermie.
- Les opiacés, comme la méthadone et l'héroïne, ont aussi des effets sur la reproduction.
- Chez l'homme consommant de l'héroïne, la fonction sexuelle devient anormale et peut même le rester après le sevrage. La mobilité des spermatozoïdes en particulier peut être altérée.

Témoignage de médecin

J'ai suivi un jeune couple pour une infertilité primaire depuis deux ans. Elle n'avait aucun problème médical. Quant à lui, il ne travaillait pas et fumait quotidiennement au moins quatre à cinq joints. Son spermogramme révélait des anomalies de nombre, de forme et de vitalité des spermatozoïdes. J'orientais ce couple vers un centre de fécondation in vitro (FIV) du fait de la qualité médiocre du sperme. Un matin, je reçois un appel du chef de service de FIV, m'informant qu'il refusait de prendre en charge le couple.

J'ai revu le couple, en leur précisant le refus de cette prise en charge. Quelques mois plus tard, elle était enceinte spontanément. Entre-temps, lui avait trouvé du travail et arrêté de fumer des joints.

Les **pesticides**

De nombreux travaux suggèrent un déclin de la qualité du sperme chez l'homme au cours de la seconde moitié du XXe siècle. Le nombre et la morphologie des spermatozoïdes ont baissé significativement dans l'ensemble de la France entre 1989 et 2005. Les baisses les plus importantes sont observées dans deux régions à la fois très agricoles et densément peuplées : la région Aquitaine et la région Midi-Pyrénées.

Cette observation est cohérente avec la principale hypothèse avancée : la dispersion, dans l'environnement, de substances chimiques susceptibles de porter atteinte à la fonction de reproduction. Parmi ces substances figurent en bonne place les perturbateurs endocriniens, c'est-à-dire des substances dont les propriétés hormonales sont capables d'interférer avec la synthèse, le métabolisme, le transport et l'action des hormones. Les pesticides qui possèdent ces propriétés sont largement utilisés, tant dans un contexte professionnel que domestique.

Les études portant sur l'impact des pesticides sur la fertilité féminine sont au contraire peu nombreuses. Cependant quelques-unes en Europe se sont intéressées à la fécondabilité de femmes travaillant dans des serres principalement dédiées à la floriculture. Au Danemark, une très légère diminution de la fécondabilité a été retrouvée chez les femmes qui appliquaient des pesticides. Un résultat similaire fut observé aux Pays-Bas.

Les **principaux pesticides** soupçonnés d'être **responsables** d'une **baisse de fertilité**

- Les organochlorés : le DDT et ses dérivés
- Les organophosphorés
- Les pyréthrinoïdes : le fenvalérate
- Les hydrocarbures bromés : le DBCP
- Les carbamates : le carbaryl

Les autres **produits toxiques...**

Chez l'homme, l'exposition aux métaux lourds comme l'arsenic, le mercure, l'aluminium ou le plomb peut conduire à une baisse de fertilité par interaction avec l'axe hypothalamo-hypophysaire. Chez la femme, elle peut entraîner une dérégulation des cycles et une augmentation des fausses couches. Les hormones utilisées dans l'élevage du bétail contribuent aussi à diminuer la qualité fécondante du sperme.

Les principaux produits toxiques dans l'environnement domestique sont les solvants et autres composés que l'on peut retrouver dans les produits ménagers, les matières plastiques, les lessives, les parfums, les shampooings, les déodorants, etc. En particulier, les phtalates, molécules présentes dans les cosmétiques, les emballages alimentaires ou les plastiques, nuisent à la fertilité du couple. Au Danemark, le ministère de la Santé distribue des brochures pour que les futures mères ne s'exposent pas aux cosmétiques, aux teintures pour cheveux ou aux peintures.

Certains perturbateurs endocriniens (pesticides, parabènes, aluminium, bisphénol A…) semblent responsables de troubles de fertilité en déstabilisant l'équilibre hormonal. Pour emballer vos aliments, préférez le verre et le papier au plastique et à l'aluminium.

Les **ondes** et la **téléphonie mobile**

La présence d'antennes-relais, le téléphone portable, l'ordinateur portable, les écrans de télévision… émettent des ondes qui pourraient être néfastes pour la santé et la fertilité. Des études complémentaires devraient nous préciser ces dangers. D'après une étude présentée au congrès de la Société européenne de la reproduction humaine et d'embryologie (ESHRE), l'usage du téléphone portable peut réduire le nombre de spermatozoïdes. Une équipe hongroise a démontré des corrélations significatives entre la durée des communications effectuées avec un téléphone mobile et la diminution de la mobilité des spermatozoïdes. D'après les résultats de cette étude hongroise, le simple fait de garder le téléphone en veille sur soi toute la journée a pour effet de diminuer la concentration de spermatozoïdes, d'autant plus si vous le gardez dans votre poche de pantalon à proximité des organes génitaux. Les rayonnements des téléphones portables pourraient nuire au sperme en endommageant l'ADN, en affectant les cellules dans les testicules qui produisent la testostérone ou les tubes séminifères où le sperme est produit.

Dès 2001, un rapport officiel sur les effets sanitaires de la téléphonie mobile conseillait « des mesures d'évitement prudent visant (…) à réduire toute exposition superflue », parmi lesquelles : « (…) ne pas porter le mobile proche de tissus potentiellement sensibles, tels que le ventre pour les femmes enceintes ou près des gonades (ovaires, testicules) pour les adolescents. » Ces conseils ont été très peu relayés par les médias. Pourtant, d'autres études confirment l'impact de l'exposition des ondes et des téléphones portables émises sur la fertilité comme par exemple une augmentation du pourcentage des spermatozoïdes de morphologie anormale et la diminution de leur mobilité.

Les recherches méritent actuellement d'être approfondies afin d'exclure d'autres facteurs de baisse de la fertilité comme l'âge, le poids, le tabagisme et la sédentarité. On peut constater cependant que les études mettant en cause l'innocuité du portable se multiplient et pourraient avoir des conséquences démultipliées en raison du nombre très élevé d'utilisateurs de portable. C'est pourquoi une utilisation modérée du téléphone portable est de mise, en particulier chez les enfants et les adolescents, et l'emploi d'une oreillette vivement recommandé.

Le sport intensif

Plusieurs études ont récemment montré que la pratique intensive d'un sport influe sur la qualité du sperme des hommes, en particulier quand il s'agit d'un sport d'endurance exténuant (course à pied, cyclisme, natation). La densité, la motilité et la morphologie des spermatozoïdes sont significativement affectées, mais on note aussi une augmentation du nombre de cellules rondes et de la fragmentation de l'ADN. Les chercheurs ont remarqué que plus le volume et l'intensité de l'exercice physique augmentent, plus les différences au niveau du sperme sont marquées, en particulier au niveau de la morphologie des spermatozoïdes. Au contraire, la pratique modérée d'un sport a un effet bénéfique sur la fertilité. La pratique intensive d'un sport chez la femme influe sur la qualité d'ovulation du cycle. À un stade ultime, il est observé une aménorrhée (absence de règles).

DEUXIÈME PARTIE

QUAND L'ENFANT SE FAIT ATTENDRE

Chapitre 3
Quelles sont les **principales causes d'infertilité** ?

LES COUPLES QUI SOUHAITENT UN ENFANT s'attendent souvent à ce que la conception se concrétise immédiatement. Or, « Dame Nature » étant souvent imprévisible, il faut savoir patienter, sans mettre la pression sur l'un des membres du couple. Les médecins parlent d'infertilité lorsque, en l'absence de toute contraception et malgré des rapports réguliers (au moins deux à trois par semaine), un couple ne réussit pas à concevoir un enfant au bout de 12 à 18 mois (si la femme est âgée de moins de 35-36 ans).

Les causes de l'infertilité peuvent être multiples. Traditionnellement, en cas de difficultés, on disait que le problème venait de la femme. Nous savons maintenant que dans 40 % des cas, la majorité, il s'agit d'une infertilité mixte, composée d'un facteur masculin et féminin. Les techniques d'AMP (insémination, FIV...) ont beaucoup apporté dans le traitement de ces cas complexes.

Les principales **causes d'infertilité**

- Dans 30 % des cas, l'infertilité est d'origine féminine.
- Dans 20 % des cas, l'infertilité est d'origine masculine.
- Dans 40 % des cas, l'infertilité est dite mixte (féminine et masculine).
- Dans 10 % des cas, l'infertilité est inexpliquée : aucune cause n'est retrouvée.

L'augmentation de l'infertilité constatée au cours de ces dernières années est en grande partie provoquée par l'âge plus tardif de la première grossesse. En France, l'âge moyen est de 30 ans. La fertilité des femmes est à son maximum vers 20 ans, puis diminue lentement à partir de 30 ans jusqu'à 35 ans. Il est légitime de consulter si votre projet de bébé tarde à se réaliser. Si vous avez plus de 37 ou 38 ans, il vaut mieux établir un premier bilan après un délai d'attente de 6 à 9 mois parce que l'efficacité des techniques d'AMP décroît également avec l'âge.

Quelques **chiffres**

La probabilité d'avoir un enfant est de :

- 25 % par cycle à 25 ans ;
- 12 % par cycle à 35 ans ;
- 6 % par cycle à 40 ans ;
- presque nulle au-delà de 45 ans.

Le risque de fausse couche est de :

- 15 à 20 % vers l'âge de 30 ans ;
- 40 % vers l'âge de 40 ans.

Témoignage de psychologue

« J'ai consulté : le médecin m'a dit d'attendre, d'arrêter d'y penser. Tout est dans ma tête. » Voilà des propos sans doute souvent tenus, en tout cas souvent rapportés. Si le but est effectivement que vous attendiez et cessiez d'y penser, c'est pour le moins maladroit, comme s'il était possible d'attendre et de ne pas penser à quelque chose qui compte autant et dont l'absence inquiète et fait consulter. Même si l'inquiétude ne se justifie pas aux yeux du médecin, vous exprimez une angoisse dont les raisons sont peut-être à trouver. Ces craintes diffuses et inconscientes peuvent faire obstacle mais, lorsqu'elles apparaissent dans l'entretien avec le psychologue, elles peuvent être dépassées. La voie est alors libre pour la procréation.

« Tout est dans la tête. » N'est-ce pas une très mauvaise utilisation du savoir psychologique ? C'est surtout contre-productif car cela débouche sur de l'autoculpabilisation. « Tout est dans ma tête » signifie : « Je suis fautive si la fécondation ne se fait pas, si la grossesse n'évolue pas... » Le sentiment de culpabilité est un frein et fait souffrir ; cette souffrance s'ajoute à la douleur de vouloir être enceinte et de ne pas y arriver.

En revanche, il est indispensable de faire une pause : une femme n'est pas une machine. Elle ne peut enchaîner les traitements lourds et contraignants de la FIV, assortis de l'épreuve de l'échec, car c'est ainsi qu'est vécue et désignée une FIV qui ne débouche pas sur une grossesse. Il est alors précieux de rappeler que, même lorsque le couple est fertile, il ne peut y avoir grossesse à chaque cycle (25 % de grossesse par cycle).

Il y a le fantasme que si la technique s'en mêle, c'est le succès assuré. Eh bien non, il n'y a rien d'automatique, et malgré des connaissances croissantes, l'essentiel nous échappe. « Qu'est-ce qui fait que c'est à ce cycle-là et pas à un autre qu'une grossesse s'est produite et a donné un enfant ? » Il est heureux que nous n'ayons pas la réponse.

Quelles sont **les causes** d'une **infertilité féminine** ?

Dans 30 % des cas, l'infertilité est d'origine féminine. Cette infertilité peut être due à des troubles hormonaux, à des troubles morphologiques ou autres.

Quelques **chiffres**

Les causes les plus fréquentes d'infertilité d'origine féminine sont :
- des troubles de l'ovulation : 35 % ;
- une obstruction tubaire : 35 % ;
- une endométriose : 20 %.

Dans 10 % des cas, la cause reste inexpliquée.

Les troubles **hormonaux**

Les causes les plus fréquentes d'infertilité d'origine féminine sont l'absence (anovulation) ou les troubles de l'ovulation (dysovulation) qui se traduisent par l'absence de production d'un ovocyte fécondable. Ce diagnostic est évoqué devant des règles absentes (aménorrhée) ou irrégulières. Les principales origines sont soit ovariennes (ovaires polykystiques ou insuffisance ovarienne), elles sont dites périphériques, soit hypothalamo-hypophysaires, dues à une anomalie de sécrétion hormonale, elles sont alors dites centrales.

Les ovaires polykystiques

Le syndrome des ovaires polykystiques, ou dystrophie ovarienne, touche 5 à 10 % de la population féminine. Les principaux symptômes gynécologiques sont des cycles irréguliers associés parfois à un excès de pilosité, d'acné, d'une sécrétion excessive de sébum (hyperséborrhée) de la peau et du cuir chevelu, et d'un surpoids.

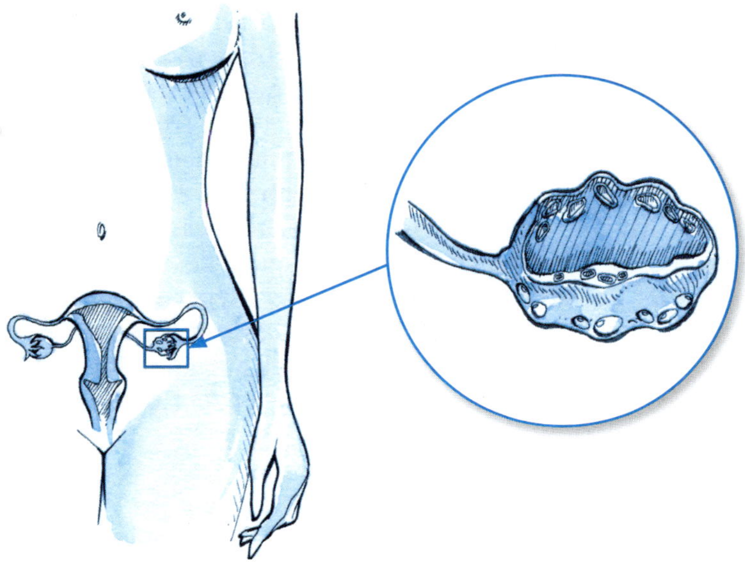

Ovaire polykystique

L'insuffisance ovarienne

Elle se caractérise par une absence d'ovulation, le plus souvent définitive. Elle peut résulter d'anomalies chromosomiques, comme par exemple un syndrome de Turner, ou être liée à un traitement par chimiothérapie et/ou radiothérapie ou à un traitement chirurgical ovarien…

Une sécrétion hormonale absente ou anormale

Une des causes les plus fréquentes est l'adénome hypophysaire à prolactine. Un choc émotionnel, un amaigrissement majeur, une activité sportive intensive, la malnutrition peuvent entraîner une dysovulation, le plus souvent transitoire.

L'hyperprolactinémie

La prolactine est une hormone sécrétée par l'hypophyse. Dans l'espèce humaine, le taux de prolactine s'élève pendant la grossesse et participe au développement de la glande mammaire. Les œstrogènes, qui représentent la principale hormone stimulant le développement mammaire pendant la grossesse, bloquent les effets de la prolactine sur la lactation. Après l'accouchement, la chute des taux d'œstrogènes et de progestérone permet l'initiation de la lactation.

En dehors de la grossesse et de l'allaitement, l'excès de prolactine engendre une baisse de fertilité par dysovulation. Il peut se produire une galactorrhée, c'est-à-dire un écoulement de lait au niveau du mamelon en dehors de l'allaitement, et des troubles des cycles comme un espacement de plus de six à huit semaines (spanioménorrhée) ou leur arrêt (aménorrhée). Des céphalées et des troubles de la vision peuvent être des symptômes révélateurs. La prise de certains médicaments, tels que des neuroleptiques, de la morphine, des œstrogènes, est souvent responsable de l'hyperprolactinémie. Ce phénomène est réversible dès l'arrêt de ces traitements. Les autres causes sont l'adénome hypophysaire et les maladies dites générales telles que l'insuffisance rénale chronique, l'hypothyroïdie, l'insuffisance hépatique…

Les causes **générales**

Certaines maladies dites auto-immunes favorisent une altération prématurée de la fonction ovarienne ; le diabète, le lupus, l'insuffisance surrénalienne, les dysthyroïdies…

Les troubles **morphologiques**

Les anomalies tubaires

Les trompes peuvent être obturées ou altérées, ce qui va empêcher la rencontre de l'ovocyte et des spermatozoïdes. L'obstruction tubaire peut être la conséquence d'infections sexuellement transmissibles, en particulier les infections à *Chlamydia*, d'une malformation congénitale, d'une intervention chirurgicale (grossesse extra-utérine), d'endométriose, ou d'une ligature des trompes.

Les anomalies utérines

La cavité utérine est le lieu d'implantation de l'embryon. Les pathologies utérines qui peuvent gêner l'implantation sont le myome, le polype, l'endométrite (infection de l'endomètre), les malformations utérines acquises ou congénitales (cloison utérines, synéchie, brides cicatricielles…).

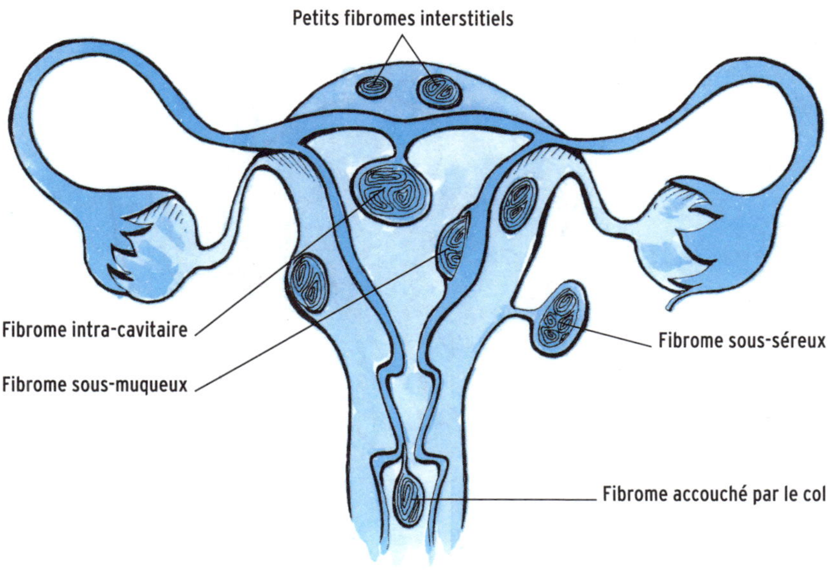

Myome

Les anomalies du col utérin

La glaire cervicale peut être sécrétée de façon inadéquate en quantité, en qualité ou en pH. Ces anomalies peuvent être dues à des infections ou à des traitements de lésions du col de l'utérus (conisation, électrocoagulation).

L'endométriose

L'endométriose est caractérisée par des localisations anormales de la muqueuse utérine dans les ovaires, les trompes ou la cavité péritonéale.

Au niveau des trompes elle entraîne parfois une obstruction tubaire, au niveau des ovaires elle est responsable d'un trouble de l'ovulation (endométriome), au niveau de l'utérus elle a pour conséquence un trouble de l'implantation (adénomyose).

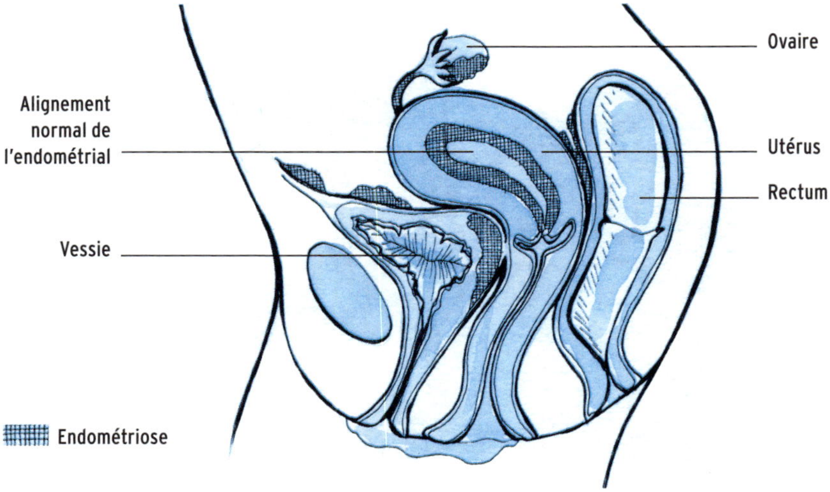

Localisations fréquentes de l'endométriose

Les **infections**

Certaines infections interfèrent avec la fertilité féminine. Le germe le plus fréquent est la *Chlamydia*. Cette bactérie peut favoriser par exemple l'obstruction d'une ou des deux trompes tubaires, une endométrite (infection de la paroi utérine) responsable de fausses couches ou d'autres troubles de l'implantation du futur embryon.

Les **fausses couches** à répétition

La fausse couche constitue la complication la plus courante de la grossesse (10 à 15 %). Elle se définit par l'arrêt spontané du développement embryonnaire ou fœtal. 80 % des fausses couches ont lieu avant la fin du premier trimestre : plus la grossesse évolue, plus le risque de fausse couche diminue. Les fausses couches à répétition sont par définition une succession d'au moins trois fausses couches. Le risque augmente avec l'âge, surtout après 35 ans, et le nombre de fausses couches : le risque de fausse couche s'élève à 15-20 % après une première fausse couche, puis à 25-30 % après deux fausses couches successives, puis à 30-45 % après trois fausses couches successives. Aucun bilan n'est réalisé après un seul épisode de fausse couche pour évaluer la cause.

Le risque de fausse couche augmente proportionnellement avec l'âge. Avant 25 ans, le risque de faire une fausse couche est de 10 % environ. Entre 25 et 29 ans, il est de 12 %. Entre 30 et 34 ans, il est de 15 %. Entre 35 et 39 ans, le pourcentage passe à 25. Les plus de 40 ans ont 50 % de risques de développer une fausse couche (d'après Lancet, R. Rai, 2006).

Dans le cadre de fausses couches à répétition, il est indispensable de connaître la/les cause(s) afin d'instaurer un traitement adéquat. Ce bilan peut être proposé dans le cadre de deux fausses couches successives chez une femme de plus de 35 à 36 ans. Les principales causes sont les suivantes :

- Génétiques (près de 60 % des fausses couches à répétition) : plus la fausse couche est précoce, plus il y a de chances qu'elle soit due à un problème chromosomique. Une consultation génétique et la prescription d'un caryotype chez les deux partenaires peuvent être utiles.
- Malformations utérines congénitales (utérus bicorne, cloisonné…) ou acquise (synéchies, séquelles d'un curetage…) ou du col de l'utérus (conisation, béance…) : elles sont détectées par une exploration de la cavité utérine : échographie, hystéroscopie…
- Hormonales : un bilan hormonal à partir d'une prise de sang recherche une insuffisance lutéale (progestérone), un trouble de la thyroïde, de prolactine…
- Immunologiques/troubles de la coagulation : la recherche d'une cause immunitaire fait partie du bilan des fausses couches spontanées à répétition. Elle se réalise à partir d'un bilan sanguin (dosage des anticorps anti-noyaux, anticardiolipides, antiprothrombinase…) dans un laboratoire spécialisé.
- Masculines : un spermogramme peut mettre en évidence une oligo-asthéno-tératozoospermie (OATS), associée avec une fréquence élevée de fausses couches à répétition.

Des facteurs infectieux ou environnementaux tels qu'une consommation excessive de tabac ou d'alcool, une exposition à des solvants ou à des perturbateurs endocriniens constituent également des facteurs de risque.

Dans 50 à 75 % des cas, aucune anomalie, même lors d'un bilan complet, ne permet d'expliquer ces fausses couches à répétition. L'accès à l'AMP est rarement le traitement adapté. On peut vous proposer des traitements empiriques : progestérone, vitamine B9, aspirine, antibiotiques, corticoïdes…

Témoignage de psychologue

Des problèmes complexes peuvent se cacher sous l'appellation « hypofertilité » ou « stérilité », problèmes que la technique de l'AMP ne suffit pas toujours à résoudre.

Dans le cadre d'une FIV, M. et Mme B. viennent me voir sur le conseil de l'équipe médicale car Mme B. vient de faire une fausse couche de deux jumeaux à quatre mois et demi de grossesse. Je note un phénomène émouvant et qui en dit long sur les projections que l'on peut faire : alors qu'il est difficile de voir des ressemblances entre un adulte et un fœtus, ce couple s'adonnait déjà aux associations que l'on fait à la naissance d'un bébé : « il a ton grand front », « elle a tes jolies mains »...

Lors du premier entretien avec le couple, c'est surtout le mari qui manifeste un fort désir de parler. Il a très mal vécu cette perte, d'autant plus que « personne ne s'est intéressé à lui » pendant le drame. Il est rentré « tout seul » chez lui pendant qu'on s'occupait de sa femme à la maternité. De ce sentiment d'abandon, il me parle presque autant que de sa douleur d'avoir perdu ses deux jumeaux. Il n'a pas pu dormir : lui aussi a perdu ses deux enfants, insiste-t-il.

Quelles sont **les causes** d'une **infertilité masculine** ?

Dans le cadre d'une consultation d'infertilité, une cause masculine est trouvée dans 20 à 30 % des cas, essentiellement liée à un défaut de nombre et/ou de mobilité et/ou de morphologie des spermatozoïdes. Les principales anomalies peuvent être d'origine hormonale, génétique, infectieuse, anatomique, environnementale, médicamenteuse…

Les anomalies du sperme

L'*oligozoospermie* est un nombre insuffisant de spermatozoïdes dans le sperme.

L'*azoospermie* est l'absence de spermatozoïdes dans le sperme. Les raisons peuvent être une absence de production par les testicules, c'est l'azoospermie sécrétoire. L'origine en est le plus souvent hormonale ou génétique. Une autre possibilité est l'azoospermie obstructive, une obturation des canaux qui ne permettent pas l'extériorisation des spermatozoïdes (épididyme, canaux déférents ou canaux éjaculateurs), malgré une production normale de spermatozoïdes par les testicules. L'origine en est le plus souvent génétique ou infectieuse.

L'*asthénozoospermie* est un défaut de mobilité des spermatozoïdes qui peut être dû à une atteinte de structure des spermatozoïdes (flagelle) ou à des infections.

La *tératozoospermie* est une anomalie de la morphologie des spermatozoïdes qui peut concerner toutes les parties : tête, flagelle…

La *nécrozoospermie* est caractérisée par un pourcentage élevé de spermatozoïdes morts (> 50 %). Elle est souvent due à une infection.

La présence d'*anticorps anti-spermatozoïdes* peut entraîner une diminution de la mobilité et du pouvoir fécondant des spermatozoïdes.

D'où viennent les **anomalies du sperme** ?

Le plus souvent, les examens mettent en évidence des anomalies mixtes du sperme (de nombre, de mobilité, de morphologie) dites *oligo-asthéno-tératozoospermies* (OATS). Leur origine peut être hormonale, infectieuse, génétique... et reste parfois inexpliquée.

La cryptorchidie

C'est l'arrêt de la migration du testicule pendant la vie fœtale en un point quelconque de son trajet normal entre la région lombaire où il se forme et le scrotum où il doit se trouver à la naissance. Cette pathologie fréquente, qui affecte 1 à 4 % des nouveau-nés à terme mais 20 à 30 % des prématurés, est le plus souvent unilatérale (80 %).

La varicocèle

Une varicocèle est la dilatation d'une veine au niveau du cordon spermatique, qui se trouve dans les bourses et entoure chaque testicule. Du fait des spécificités anatomiques, la varicocèle est souvent au niveau du testicule gauche. Elle peut être bilatérale. Son retentissement sur la fertilité reste incertain. Le traitement chirurgical ou médical par embolisation de la varicocèle demeure encore controversé en termes d'amélioration de la qualité du sperme et de son pouvoir fécondant. Certains médecins préconisent les techniques d'AMP comme alternative au traitement chirurgical de la varicocèle dans la prise en charge de l'infertilité masculine.

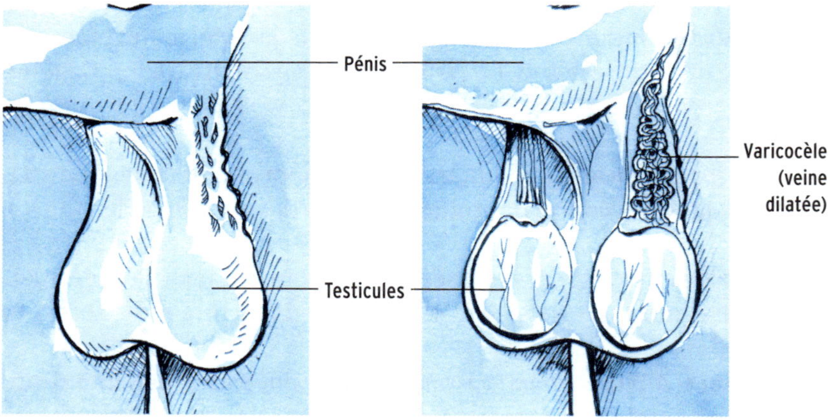

La varicocèle

Les infections

Certaines infections agissent sur la qualité du sperme par essentiellement deux mécanismes : anomalie de production (prostatite, orchite…) et/ou obstruction des voies excrétrices (épididymite...).

Les causes génétiques

Les principales causes génétiques sont les suivantes :

- Le syndrome de Klinefelter est une affection due à la présence d'un chromosome X supplémentaire. Il y a trois chromosomes sexuels (XXY), au lieu de deux (XY) pour un homme « normal ». Le nombre de cas dans la population est de 1 sur 1 200. Seuls les garçons peuvent être atteints par le syndrome de Klinefelter.

- La mucoviscidose, ou fibrose kystique, est une maladie génétique qui touche en France 1 enfant sur 4 500. L'anomalie est portée par le gène nommé CFTR (*cystic fibrosis transmembrane conductance regulator*). Cette maladie a des répercussions majeures sur le foie et les organes reproducteurs (absence du canal du déférent) et entraîne souvent une infertilité chez les hommes touchés.
- Les délétions (pertes d'un fragment) du chromosome Y représentent une cause génétique fréquente d'infertilité masculine. Leur prévalence est estimée à 1/2 500. Le diagnostic est évoqué chez des hommes présentant une azoospermie ou une oligozoospermie. De 5 à 10 % des cas d'azoospermie (absence totale de spermatozoïdes) ou d'oligozoospermie sévère (< 1 million de spermatozoïdes/ml) sont associés à des microdélétions du chromosome Y, au niveau de la zone AZF (*azoospermia factor*). Plusieurs sous-régions sont distinguées au niveau d'AZF : AZFa, AZFb, AZFc.
- Les translocations chromosomiques sont retrouvées chez 2 à 3 % des hommes infertiles. Une translocation est un réarrangement chromosomique : un segment de chromosome se détache et se fixe dans une autre position sur le chromosome d'origine ou sur un autre. Les hommes ne souffrent d'aucun symptôme, à l'exception d'une altération des paramètres du sperme. Les translocations les plus fréquentes sont celles entre le chromosome 13 et 14, puis celles entre le chromosome 14 et 21.

Les troubles de l'éjaculation et/ou de l'érection

L'éjaculation rétrograde est une cause d'infertilité. Le sperme est éjaculé non pas vers l'extérieur mais vers la vessie. Cette pathologie peut s'observer dans plusieurs situations :

- chirurgie de la prostate, de la vessie ou de la colonne vertébrale ;
- maladies générales telles que le diabète ou la sclérose en plaques ;
- prise de médicaments tels que des antihypertenseurs ou des antipsychotiques, l'éjaculation rétrograde est alors transitoire.

D'autres troubles peuvent influer sur les relations sexuelles :

- l'hypospadias : la position du méat urétral ne se situe pas au sommet du gland mais à la face postérieure de la verge ou au niveau du scrotum, voire du périnée. Il s'y associe une gêne à la miction et lors d'une activité sexuelle ;
- l'éjaculation précoce ;
- les troubles de l'érection dont l'origine peut être hormonale, vasculaire, psychologique, médicamenteuse, toxique…

Les troubles hormonaux

L'HYPOGONADISME

Une altération de l'axe hypothalamo-hypophysaire entraîne une absence ou une anomalie de sécrétion hormonale appelée hypogonadisme. La spermatogenèse et/ou la fonction érectile peuvent en être sévèrement affectées. Cet hypogonadisme peut être congénital, comme par exemple le syndrome de Kallmann-Morsier, ou acquis quand se sont développées des tumeurs hypophysaires.

L'HYPERPROLACTINÉMIE

Elle peut provoquer une galactorrhée, c'est-à-dire un écoulement de lait au niveau du mamelon ou un développement des seins (gynécomastie). Plus fréquemment, elle est à l'origine de troubles sexuels : baisse de la libido, voire troubles de l'érection. Si c'est une tumeur hypophysaire volumineuse qui est à l'origine de l'hyperprolactinémie, les symptômes sont des troubles visuels, des céphalées…

UN TROUBLE DE LA THYROÏDE

Souvent associé à une baisse de libido et à un trouble de l'érection, il a aussi un effet délétère sur la production et la composition du sperme.

Le **cas particulier** du syndrome du **distilbène** ou **DES syndrome**

Le diéthylstilbestrol (DES) est un œstrogène non stéroïdien de synthèse, utilisé aux États-Unis jusqu'en 1971 et en Europe jusqu'en 1978, en prévention des fausses couches, de la prématurité et d'autres complications de la grossesse. Il a été retiré du marché dans les pays occidentaux à la suite de la mise en évidence de ses multiples effets sur l'appareil reproducteur. Les problèmes liés à l'exposition au DES du fœtus dans l'utérus restent d'actualité et la surveillance doit se poursuivre sur la génération à venir, pour les enfants de parents exposés in utero, afin d'évaluer les effets multigénérationnels. En effet, entre les années 1948 et 1976, environ 200 000 femmes ont été traitées par DES pendant leur grossesse en France avec un pic de prescription situé de la fin des années 1960 au début des années 1970.

Chez la femme, les anomalies génitales les plus fréquentes sont les malformations du col utérin, le cloisonnement du vagin et/ou de l'utérus, ou des anomalies des trompes à l'origine de troubles de la fertilité. Des troubles de l'ovulation et un risque de fausse couche tardive ont aussi été observés.

Chez l'homme, les anomalies relèvent de troubles de la miction et de la fertilité : hypospadias (anomalie de position du méat urinaire), hypotrophie testiculaire (diminution du volume des testicules), cryptorchidie...

Chapitre 4 Quels sont **les examens** à pratiquer ?

Actuellement environ 10 à 15 % des couples consultent pour des problèmes de fertilité. Cette consultation permet d'orienter les investigations afin d'établir un diagnostic et le traitement adéquat si nécessaire. La liste des examens peut sembler longue, mais il est important d'en comprendre le « pourquoi » et le « comment » afin d'en connaître les objectifs, même si tous ne seront peut-être pas nécessaires. La prise en charge doit être adaptée au type d'infertilité. Il n'est pas possible d'envisager un traitement sans connaître la ou les causes de l'infertilité, qui seront révélées, ou pas, par des examens. Il n'est pas rare, malgré l'ensemble des résultats, de conclure à une infertilité inexpliquée dans l'état actuel des connaissances scientifiques.

Les **premiers examens** chez la femme

Ces premiers examens ont pour objectif d'évaluer la qualité de l'ovulation et l'intégrité fonctionnelle de l'appareil génital.

La courbe **de température**

Elle renseigne sur le moment de l'ovulation et sur la fonctionnalité des ovaires. La température doit être prise toujours à la même heure et dans les mêmes conditions. Pour mieux interpréter cette variation de température, il est impératif d'inscrire les chiffres sur une courbe et non sur un tableau. Ainsi, le caractère biphasique de la courbe apparaît clairement, ce qui indique le moment de l'ovulation.

Cet examen non invasif, simple, mais somme toute assez contraignant, il faut l'avouer..., fournit des informations intéressantes sur le cycle ovarien. Il doit être réalisé sur au moins deux ou trois cycles consécutifs pour pouvoir être interprétable. Une courbe de température est dite normale lorsqu'elle présente deux plateaux (biphasique). Cela ne signifie pas que la température doit nécessairement passer au-dessus des 37 °C. Les variations thermiques observées au cours du cycle résultent des modifications du taux de progestérone :

- en phase folliculaire, la progestérone est basse, et la température également ;
- en phase ovulatoire, la progestérone augmente brusquement, et la température aussi ;
- en phase lutéale, la progestérone et la température sont élevées. En fin de phase lutéale, en l'absence de grossesse, la progestérone et la température baissent pour atteindre des valeurs de début de cycle.

Cet examen est inutile car ininterprétable en cas d'absence de cycle (aménorrhée) et en cas de cycles très irréguliers.

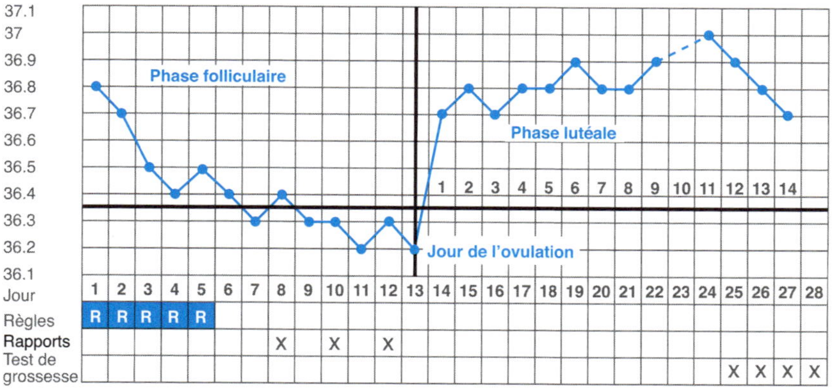

Courbe de température biphasique normale

Les dosages hormonaux

Les dosages hormonaux s'effectuent vers le 3e jour du cycle (J1 étant le 1er jour des règles). Ils permettent d'évaluer la réserve ovarienne (nombre de follicules recrutés), la qualité d'ovulation et l'intégrité de l'axe hypothalamo-hypophysaire. Les résultats sont interprétés en fonction du jour du cycle et des normes du laboratoire. Toute valeur anormale doit être contrôlée au cours d'un autre cycle.

Les principaux dosages hormonaux

- Hormone folliculo-stimulante (FSH)
- Œstradiol (E2)
- Hormone lutéinisante (LH)
- Hormone antimüllerienne (AMH)

Autres dosages en fonction de la clinique :

- Prolactine (PRL)
- TSH (thyroïde)
- Testostérone

La FSH sécrétée par l'hypophyse stimule le développement de follicules et par conséquent la production d'œstradiol. La concentration en œstradiol augmente lentement et régulièrement en début de phase folliculaire puis beaucoup plus rapidement lorsque le follicule dominant pré-ovulatoire est sélectionné. Sous l'effet du pic de LH, provoqué par l'augmentation du taux d'œstrogènes dans le sang, le follicule se rompt à la surface de l'ovaire et expulse l'ovocyte. Le follicule mature, qui s'est rompu pour libérer un ovule, se transforme en corps jaune (amas de grosses cellules jaunes) qui sécrète une hormone, la progestérone.

L'hormone antimüllerienne (AMH) influe sur le recrutement des follicules primordiaux, et sur le processus de la mise en place du follicule dominant. Elle est stable au cours du cycle.

L'examen de la glaire ou mucus cervical

L'examen du mucus (glaire), aussi appelé test de Hühner ou test post-coïtal, a pour but de définir la qualité du mucus cervical et son pH, ainsi que la pénétration et la survie des spermatozoïdes dans le mucus cervical. Ce test doit être réalisé en période pré-ovulatoire, un à deux jours avant l'augmentation de la courbe de température, lorsque la glaire est la plus favorable à la migration des spermatozoïdes. Réalisé dans des laboratoires spécialisés, il se déroule comme un examen gynécologique simple :

- La qualité et de la quantité de la glaire cervicale. Le score d'Insler est établi en fonction des caractéristiques de la glaire ; il tient compte du volume, de l'aspect, de la filance, de la cristallisation et du nombre de cellules (cellularité...). La glaire est considérée de bonne qualité si le score d'Insler est supérieur à 10/15.
- Le pH du mucus cervical. La valeur optimale du pH pour la migration et la survie des spermatozoïdes dans le mucus cervical est comprise entre 7,0 et 8,0. Un mucus acide (pH < 7) immobilise les spermatozoïdes tandis qu'un mucus alcalin (pH > 7) peut stimuler la mobilité. Cependant, une alcalinité excessive (pH > 8,5) peut avoir un effet délétère sur la survie des spermatozoïdes.
- La quantité et la mobilité des spermatozoïdes. Normalement, on doit observer au moins 5 à 10 spermatozoïdes mobiles par champ du microscope au grossissement × 400.

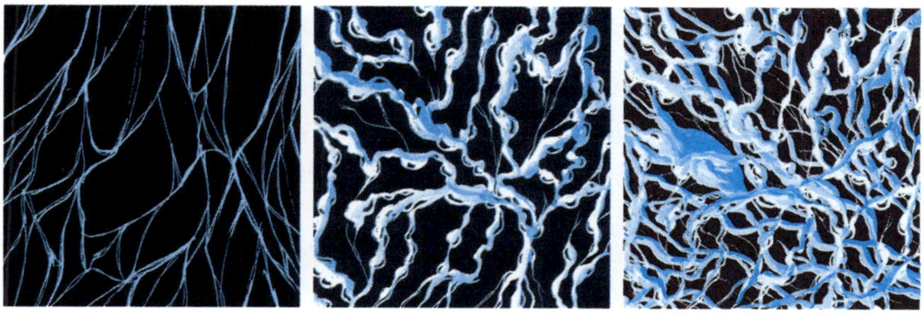

Différentes phases de la glaire cervicale

Les consignes pour réaliser **le test**

- Respecter une abstinence sexuelle d'au moins deux jours avant le test
- Avoir le rapport sexuel le jour du rendez-vous, 6 à 12 heures avant la réalisation de l'examen
- Ne pas faire de toilette intime après le rapport
- Ne pas utiliser de lubrifiant

L'échographie pelvienne

Examen indolore, l'échographie pelvienne est réalisée au début du cycle, entre le 3e et le 5e jour du cycle, afin de définir le nombre de follicules antraux au niveau des ovaires, c'est-à-dire la réserve ovarienne, et l'intégrité de l'appareil génital féminin. Elle s'effectue en première intention par le vagin (voie endo-vaginale). La réserve ovarienne est définie comme satisfaisante s'il existe au moins 5 à 10 follicules antraux par ovaire.

Cet examen ne permet pas de déceler toutes les anomalies du tractus génital féminin ni de visualiser les trompes et leur perméabilité.

Témoignage de médecin

Trop de femmes se croient stériles parce qu'elles ont des règles irrégulières, sur des cycles de 30 à 90 jours. Cela est faux. Des cycles irréguliers ne sont pas synonymes d'absence d'ovulation. Ces symptômes s'observent souvent en cas de dystrophie ovarienne ou ovaires dits polykystiques. Des grossesses spontanées peuvent avoir lieu sans aucune aide médicale.

Les **examens complémentaires** chez la femme

En fonction des résultats des premiers examens et de la consultation, le médecin peut rechercher des anomalies morphologiques, génétiques, ou une infection.

L'**hystérosalpingographie**

Cet examen recherche la qualité fonctionnelle des trompes et de la cavité utérine. Le radiologue injecte dans l'utérus un produit de contraste puis prend plusieurs clichés. Il est conseillé de pratiquer cette radiographie qui peut être douloureuse dans un centre spécialisé.

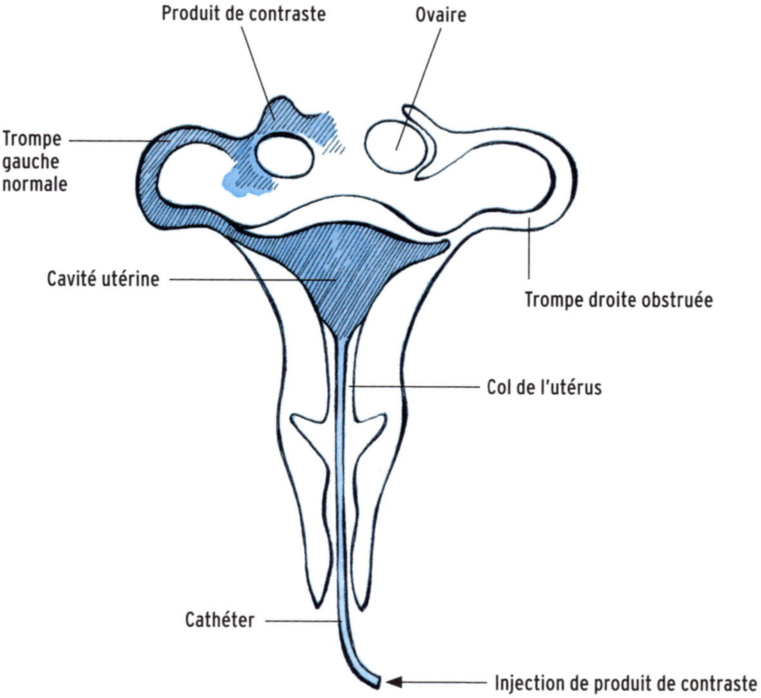

Hystérosalpingographie

L'**hystéroscopie**

Cet examen consiste à visualiser l'intérieur de la cavité utérine à l'aide d'une fibre optique. Il ne permet pas d'évaluer la perméabilité des trompes, mais de préciser la normalité ou non de la cavité utérine : présence de polypes, d'une cloison, d'une synéchie, etc. L'hystéroscopie comme outil pour le diagnostic ne nécessite pas d'anesthésie générale. En revanche, si une anomalie utérine nécessite une intervention chirurgicale, l'hystéroscopie dite opératoire se fait sous anesthésie générale.

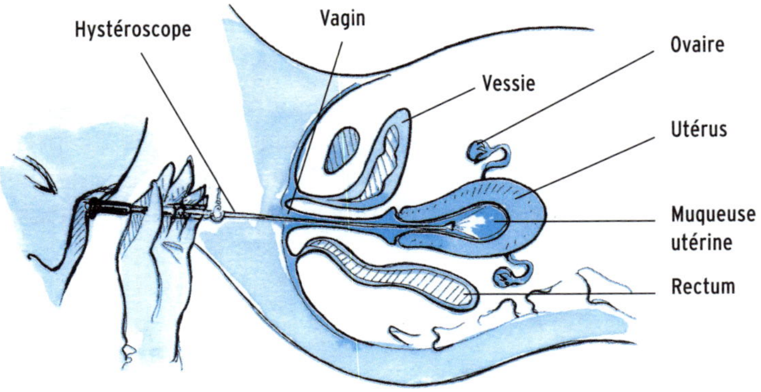

Hystéroscopie

La **cœlioscopie**

L'examen consiste à regarder l'intérieur de la cavité abdominale sous anesthésie générale, à l'aide d'une caméra introduite par une petite incision de quelques centimètres sous l'ombilic. Il permet de vérifier l'intégrité fonctionnelle des trompes, des ovaires et de la cavité péritonéale. La cœlioscopie peut aussi dans certains cas traiter les anomalies observées : désobstruer les trompes, traiter les lésions d'une endométriose, enlever un kyste ovarien…

L'**IRM**

L'imagerie par résonance magnétique permet d'étudier différents organes avec une grande précision. Le médecin peut vous prescrire :

- une IRM pelvienne en cas de suspicion d'endométriose et/ou de masse ovarienne… ;
- une IRM de l'hypophyse en cas d'anomalies du bilan hormonal…

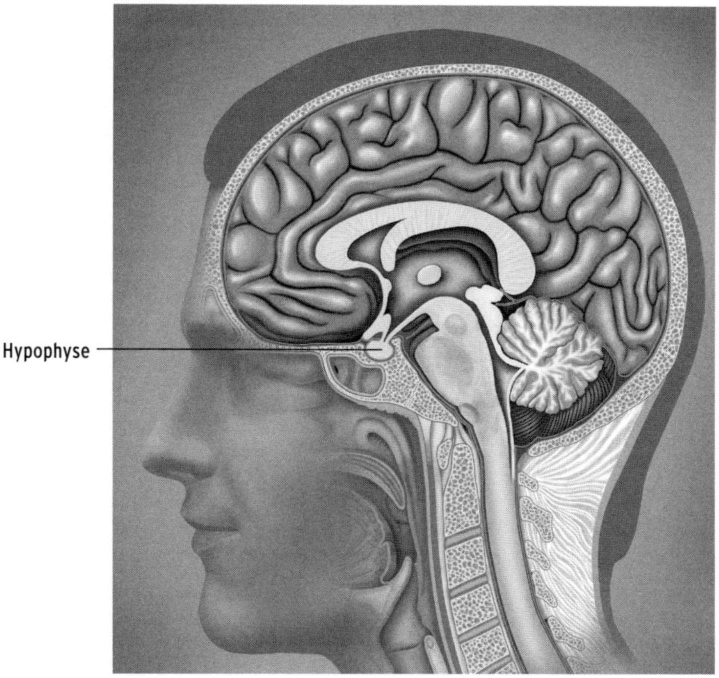

Hypophyse

La recherche d'une infection

Le bilan recherchera dans le sang la présence éventuelle de virus : HIV, hépatite B, hépatite C... Les prélèvements vaginaux examineront la présence ou non de *Chlamydia*, un des principaux germes responsables d'infections sexuellement transmissibles.

Un bilan **génétique**

Le caryotype sanguin analyse le nombre et la morphologie des chromosomes. Selon le contexte, il est parfois nécessaire d'envisager une consultation avec un généticien.

Qu'est-ce qu'un **caryotype** ?

Le caryotype est une analyse du nombre et de la structure des chromosomes. Ces éléments microscopiques, présents dans toutes les cellules de l'organisme, sont constitués d'ADN et sont les porteurs de l'information génétique propre à chaque individu. Les cellules prélevées au laboratoire sont mises en culture. À un moment précis de leur développement, la mitose, les chromosomes sont photographiés grâce à un photo-microscope et classés par paires. Les chromosomes sont au nombre de 46, 22 paires identiques et une paire de chromosomes sexuels, XX chez la femme et XY chez l'homme.

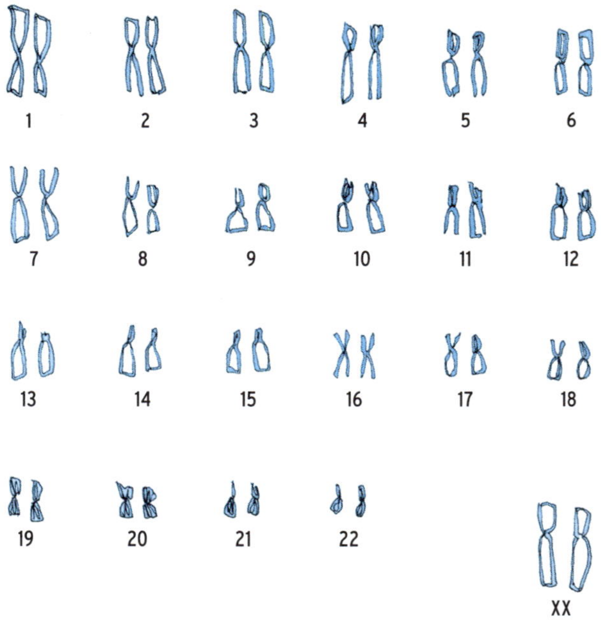

Un caryotype féminin (46 XX)

Les **premiers examens** chez l'homme

Une origine masculine étant présente dans plus de 50 % des causes d'infertilité du couple, le premier examen est le bilan spermatique ou examen du sperme, élément incontournable du bilan d'infertilité. Il permet un dépistage facile de nombreuses anomalies, qui pourra déboucher sur des examens complémentaires : échographie testiculaire, caryotype, dosages hormonaux, etc. Il doit être rapidement prescrit lorsque le couple consulte le gynécologue après une période évaluée, aujourd'hui, à environ un an de rapports réguliers sans grossesse.

Depuis les années 1980, les progrès de la recherche ont permis de mettre au jour de nombreuses causes d'infertilité, voire de stérilité, qui peuvent venir de l'appareil reproductif de l'homme. Associé à un interrogatoire détaillé et à un examen clinique rigoureux, le bilan spermatique permet d'orienter la recherche des causes de l'infertilité. Un seul spermogramme n'est pas concluant. Le cycle de renouvellement des spermatozoïdes étant de trois mois, il est généralement conseillé de refaire un second prélèvement de sperme, trois mois plus tard en cas d'anomalie initiale, et ce dans le même laboratoire pour pouvoir en comparer plus facilement les résultats. C'est l'une des rares analyses de biologie médicale à ne pas encore être automatisée.

Témoignage de médecin

C'est très souvent la femme qui s'inquiète de sa fertilité et elle consulte initialement seule. Nous l'interrogeons sur les antécédents médicaux du couple, et en fonction de ses réponses, nous lui prescrivons des examens, dont le spermogramme. Or, il est très délicat pour la femme de demander à son compagnon de réaliser cet examen et nous observons parfois des refus. C'est la raison pour laquelle, lors d'une consultation pour désir d'enfant, nous insistons pour voir le couple. Nous pouvons ainsi expliquer aux deux partenaires les objectifs des examens qui sont alors plus facilement acceptés. La femme ne doit pas servir d'intermédiaire entre le médecin et le partenaire.

Comment le **sperme est-il recueilli** ?

Les conditions qui précèdent l'examen (appelées la phase pré-analytique en biologie) sont primordiales pour la fiabilité des résultats.

Le laboratoire vous interroge sur des troubles qui peuvent altérer de manière transitoire ou permanente la fabrication ou la migration des spermatozoïdes : fièvre (une fièvre à 39 °C pendant plus de 24 heures peut baisser la numération des spermatozoïdes), exploration radiologique, antécédents chirurgicaux de la région uro-génitale, prise de médicaments perturbant la spermatogenèse ou l'éjaculation…

Vous devrez vous abstenir de toute relation sexuelle avant le spermogramme. Cette période d'abstinence sexuelle peut varier de deux à huit jours (recommandations de l'OMS). Cette abstinence permet d'avoir un reflet de la fabrication des spermatozoïdes et un volume suffisamment important pour réaliser l'analyse.

Le recueil et l'analyse du sperme doivent se faire dans un laboratoire qui possède une grande expérience de ce genre d'examen ; les résultats rendus conditionnent en grande partie la prise en charge ultérieure du couple. De plus, le laboratoire spécialisé aura des salles dédiées au recueil. Ce prélèvement, qui s'effectue par masturbation, doit être réalisé après une toilette soigneuse des mains et du gland. Si ce recueil est impossible au laboratoire (en raison d'une « petite panne » par exemple), des alternatives sont possibles : préservatifs spéciaux sans spermicides, recueil à domicile, recueil avec la partenaire. Le coït interrompu est déconseillé en raison du risque de recueil incomplet et de la contamination par les germes vaginaux.

Après le recueil, le sperme est placé dans une étuve à 37 °C pendant une demi-heure pour permettre sa liquéfaction par les protéases prostatiques. L'analyse des différents paramètres spermatiques se fait ensuite selon des normes définies par l'Organisation mondiale de la santé (OMS). Les paramètres majeurs recherchés sont :

- la concentration de spermatozoïdes (nombre par ml) ;
- la mobilité des spermatozoïdes ;
- la morphologie des spermatozoïdes (spermocytogramme).

C'est un examen qui peut être difficile pour certains hommes, mais bien moins difficile en comparaison de tous les examens invasifs que l'on demande à la femme : prélèvements vaginaux à la recherche de bactéries, radiographie des trompes de l'utérus avec injection d'un produit de contraste intravaginal (hystérosalpingographie), etc.

Le cas particulier de **l'éjaculation rétrograde**

Le sperme est normalement expulsé vers l'extérieur en passant par l'urètre vers le méat urétral, orifice situé à l'extrémité de la verge. Cette voie anatomique est également utilisée par l'urine lors de la miction. Une éjaculation rétrograde désigne une éjaculation qui ne se fait pas normalement « vers l'extérieur », mais vers « l'intérieur » du corps en direction de la vessie. Elle est due à une défaillance du sphincter de la vessie qui laisse ainsi passer le sperme dans la vessie lors d'une éjaculation. Ce problème survient souvent après des interventions chirurgicales sur la prostate ou la vessie ; il peut également être lié à des troubles neurologiques, lors d'un diabète ou à la prise de certains médicaments. Il sera dépisté à l'interrogatoire et par la présence d'un petit volume d'éjaculat ou d'une aspermie (absence de sperme).

La veille et le jour de l'examen, vous devez boire une eau riche en bicarbonates, par exemple Vichy-Célestins. La prise de bicarbonate de soude peut parfois être nécessaire. Le but est d'alcaliniser les urines (c'est-à-dire augmenter leur pH) qui, sinon, seraient trop acides et tueraient les spermatozoïdes. Les spermatozoïdes sont ensuite recueillis dans les urines après masturbation et analysés.

L'**examen macroscopique** de l'éjaculat

L'éjaculat, c'est-à-dire le liquide émis lors d'une éjaculation, est constitué essentiellement de sperme. Ce liquide est un mélange de produits de sécrétions des vésicules séminales (70 %), de la prostate (15 %), des anses épididymo-déférentielles (10 %) et des glandes de Cooper (5 %), le fluide testiculaire contenant les spermatozoïdes ne constituant qu'une infime partie. L'examen macroscopique permet d'en qualifier l'aspect et la viscosité, puis de mesurer le volume et le pH.

Le pH de ce mélange dépend principalement de la fraction alcaline des vésicules séminales et de la fraction acide des sécrétions de la prostate. Sa valeur normale est neutre (entre 2, 7 et 8). Un déséquilibre entraîne un pH alcalin en cas d'atteinte prostatique et un pH acide en cas d'atteinte des vésicules séminales et des épididymes.

Le volume normal d'un éjaculat se situe entre 1,5 et 6 ml. Cette valeur est importante car elle permet de calculer le nombre total de spermatozoïdes par éjaculat et d'identifier une éventuelle atteinte de la spermatogenèse, en fonction de la concentration observée. Il faut s'assurer du respect du délai d'abstinence ainsi que de l'éventualité d'un défaut de recueil et ne pas hésiter à renouveler l'examen le cas échéant. L'hypospermie est la diminution du volume d'éjaculat et l'aspermie, son absence. Ces deux situations peuvent traduire une éjaculation rétrograde ou une obstruction des voies génitales. Une hémospermie se caractérise par la présence de sang dans le sperme.

La concentration des spermatozoïdes

C'est un élément important mais non discriminant pour la fertilité de l'homme. En 2010, l'OMS a défini comme valeur de référence une concentration de spermatozoïdes de 15 millions par ml ; en dessous de ce seuil, la fertilité de l'homme peut être diminuée.

On parle d'oligozoospermie lorsque cette concentration est inférieure à 15 millions par ml et d'azoospermie en l'absence totale de spermatozoïdes dans un éjaculat. Lorsque de très rares spermatozoïdes sont retrouvés, on parle de cryptozoospermie. Cette notion est importante, car elle traduit le fait qu'il existe probablement une production de gamètes matures (futurs spermatozoïdes) dans le testicule. Ceux-ci peuvent être récupérés par biopsie testiculaire et être utilisés éventuellement en AMP.

Tous ces chiffres doivent cependant être pris en compte par le médecin avec circonspection. Le nombre de spermatozoïdes éjaculés peut considérablement varier d'une éjaculation à l'autre. De très nombreux facteurs extérieurs peuvent modifier la concentration : conditions de recueil, abstinence, stress, toxique, fatigue, voyage, infection, fièvre… En effet, il n'existe aucune valeur seuil permettant d'affirmer une stérilité en dehors d'une azoospermie confirmée. Théoriquement, un seul spermatozoïde peut suffire pour la fécondation d'un ovocyte.

La mobilité des spermatozoïdes

Ce paramètre définit le pourcentage de spermatozoïdes capables de progresser du vagin à la trompe pour féconder l'ovocyte. L'OMS estime que la mobilité dite « progressive », c'est-à-dire celle qui a le plus d'intérêt pour un diagnostic d'infertilité et une possibilité d'action, doit être supérieure à 32 %. Ce sont des spermatozoïdes qui traversent rapidement le champ du microscope en empruntant un trajet en ligne droite. La mobilité s'étudie à deux moments :

- la mobilité primaire est évaluée au microscope optique à moins d'une heure après l'éjaculation ;
- la mobilité secondaire est évaluée trois heures après l'éjaculation.

La mobilité primaire peut être bonne alors que la mobilité secondaire présente des faiblesses. Encore une fois, c'est une lecture qui doit être faite par des opérateurs expérimentés. Un trouble de la mobilité (asthénozoospermie) primaire ou secondaire doit être contrôlé, pour éliminer des problèmes techniques et/ou de prélèvement.

De nombreuses causes – en partie les mêmes que celles qui altèrent la concentration des spermatozoïdes – peuvent être à l'origine de trouble de mobilité.

La vitalité des spermatozoïdes

Elle est mesurée en colorant les spermatozoïdes morts avec un colorant vital. La membrane d'un spermatozoïde vivant est imperméable au colorant. Cette technique définit ainsi le pourcentage de spermatozoïdes vivants : elle doit être supérieure à 58 %. Si beaucoup de spermatozoïdes sont dits « morts », on parle de nécrozoospermie.

Cette situation est le plus souvent en rapport avec une infection ou une inflammation des voies génitales. Il s'agit d'un paramètre (comme la mobilité) très dépendant des conditions de recueil et de prélèvement. Un délai d'abstinence trop prolongé ou des conditions de transport de l'échantillon au laboratoire inadéquates, si le prélèvement n'a pas pu avoir lieu au laboratoire, peuvent l'altérer sensiblement. Ce paramètre de vitalité est lié à la mesure de la mobilité des spermatozoïdes : un spermatozoïde mobile est un spermatozoïde vivant, tandis qu'un spermatozoïde immobile n'est pas forcément mort.

La morphologie des spermatozoïdes

Cette étude reste la partie la plus longue et la plus difficile du spermogramme. On l'appelle spermocytogramme. Elle comprend l'évaluation du pourcentage des spermatozoïdes morphologiquement normaux ainsi que l'incidence des différents types d'anomalies. Les spermatozoïdes sont étudiés à partir de frottis colorés sous microscope. Les biologistes vont observer la tête, la pièce intermédiaire et le flagelle du spermatozoïde.

Plusieurs classifications coexistent. Une française (classification de David) et une internationale utilisée par l'OMS (classification de Kruger). Chaque classification répertorie toutes les anomalies que l'on retrouve, sur un minimum de 100 spermatozoïdes comptés au microscope. Pour l'interprétation du spermogramme, il est essentiel de connaître la classification de référence du laboratoire.

La classification OMS, celle qui obtient la meilleure corrélation avec le pronostic des techniques d'AMP et, pour certains auteurs, avec la fertilité, classe en spermatozoïde atypique tout spermatozoïde dont la morphologie s'écarte, même modérément, de la forme considérée comme typique. Les seuils des formes typiques sont différents d'une classification à l'autre. Pour la classification OMS, le seuil de formes atypiques se situe à 4 %. Pour la classification de David, le seuil est de 23 %. Quand l'analyse constate que les formes typiques représentent moins de 4 %, on parle de tératozoospermie.

La **tératozoospermie**

La tératozoospermie est la conséquence d'une description subjective d'anomalies de forme d'un spermatozoïde. Elle n'a aucune incidence ni de corrélation sur la survenue de malformations pour l'enfant à naître, mais uniquement sur les chances de survenue de grossesse.

Les anomalies de forme peuvent toucher la tête du spermatozoïde (qui contient les chromosomes paternels). Elles peuvent aussi toucher le flagelle, qui permet au spermatozoïde d'être mobile. Elles sont en général polymorphes, c'est-à-dire incluant des anomalies morphologiques diverses et non homogènes touchant à la fois la tête et le flagelle, avec l'existence d'un pourcentage variable de spermatozoïdes normaux. Beaucoup de spermatozoïdes sont porteurs d'anomalies multiples.

Dans la classification de David, l'indice d'anomalies multiples (IAM) est défini comme le nombre moyen d'anomalies par spermatozoïde anormal. C'est un facteur prédictif de la fécondité.

Les valeurs normales d'un bilan de sperme définies par l'OMS

Paramètre	Valeur
pH	≥ 7,2
Volume d'éjaculat	1,5 ml
Concentration en spermatozoïdes	≥ 15 millions de spermatozoïdes par ml d'éjaculat
Numération des spermatozoïdes	≥ 39 millions de spermatozoïdes dans la totalité de l'éjaculat
Mobilité des spermatozoïdes	≥ 32 % de spermatozoïdes ayant un déplacement progressif ≥ 40 % de spermatozoïdes mobiles
Morphologie des spermatozoïdes	> 4 % de spermatozoïdes correctement formés
Vitalité des spermatozoïdes	≥ 58 % de spermatozoïdes vivants

Les anomalies de l'analyse spermatique (spermogramme/spermocytogramme)

Anomalie	Définition
Azoospermie	Absence totale de spermatozoïdes dans l'éjaculat
Asthénozoospermie	Mobilité progressive des spermatozoïdes < 32 %
Tératozoospermie	Morphologie des spermatozoïdes < 4 % de formes typiques selon la classification OMS
Aspermie	Absence totale d'éjaculat
Nécrozoospermie	Vitalité ou spermatozoïdes vivants < 58 %
Oligo-asthéno-tératozoospermie (OATS)	Altération des 3 principaux paramètres du spermogramme

L'analyse **du sperme**

- Le recueil doit être précédé d'une abstinence sexuelle de 2 à 8 jours.
- Le recueil ne doit pas être effectué en période de fièvre.
- Un spermogramme anormal non contrôlé n'a pas de signification.
- Tout résultat anormal important doit être vérifié sur plusieurs recueils.
- Un des recueils doit absolument être effectué dans un laboratoire spécialisé avant de prendre une décision thérapeutique (AMP).

Les **examens complémentaires** chez l'homme

Les autres examens peuvent être demandés en fonction de votre histoire et du premier bilan spermatique.

La **spermoculture**

Le bilan spermatique, dans le cadre de l'exploration d'une infertilité, est très souvent associé à une spermoculture. Cette dernière recherche une infection bactérienne, par exemple due à des mycoplasmes, *Escherichia coli* ou une contamination de la voie excrétrice de l'homme qui pourrait influer sur les caractéristiques du spermogramme. La spermoculture permet de retrouver éventuellement une cause infectieuse qui évolue sans symptômes apparents et de vérifier que le sperme ne contient pas de germes pathogènes avant AMP. Le médecin pourra être amené à vous prescrire un traitement antibiotique si nécessaire.

Le test de **migration-survie**

Bien que les anomalies du spermogramme puissent exister isolément, chez la plupart des hommes infertiles deux voire trois peuvent coexister. Leurs répercussions sur la fertilité sont examinées par la prescription d'un test plus sensible, le test de migration-survie (TMS). C'est l'examen pronostique fondamental pour définir l'attitude thérapeutique. Il recherche le nombre et la mobilité des spermatozoïdes après une sélection à base de centrifugations et de migrations au sein du laboratoire. Ce test permet de sélectionner les spermatozoïdes les plus denses (les plus morphologiquement normaux), les plus mobiles dans un volume restreint et ceux qui survivent in vitro entre 18 et 24 heures. Il détermine aussi le NSMI : nombre de spermatozoïdes mobiles théoriquement inséminables. Son résultat reflète le nombre de spermatozoïdes capables de se trouver dans l'utérus et aptes à féconder l'ovocyte.

La biochimie séminale

L'étude biochimique du sperme consiste à doser des marqueurs du plasma séminal spécifiques de chaque glande du tractus génital masculin : vésicule séminale, prostate, épididyme. Associée aux différents symptômes et à l'interrogatoire, elle permet de mieux cibler les causes de l'infertilité et d'orienter les recherches vers une anomalie des voies génitales, notamment une obstruction ou une dysfonction. Elle se pratique systématiquement en cas d'azoospermie ou d'oligozoospermie sévère.

On distingue ainsi des marqueurs épididymaires, comme la carnitine ou l'α-1-4 glucosidase, des marqueurs des vésicules séminales, comme le fructose, et des marqueurs prostatiques comme le citrate, le zinc ou la phophatase acide. Un faible taux d'un ou plusieurs marqueurs oriente alors vers l'atteinte des voies génitales.

L'examen en microscopie électronique

En cas de tératozoospermie majeure, cet examen peut mettre en évidence des anomalies de structure du spermatozoïde non visualisables par le microscope optique.

La recherche de « cellules rondes » dans l'éjaculat

Un éjaculat normal ne doit pas contenir de polynucléaires (un type de globules blancs). On parle de leucospermie quand la concentration des polynucléaires dépasse 1 million par ml, ce qui indique un problème de spermatogenèse et/ou une infection. Il faut alors pratiquer une spermoculture à la recherche d'une infection des glandes annexes ainsi qu'une biochimie séminale. L'absence de leucocytes n'élimine pas une infection.

La recherche d'agglutinats de spermatozoïdes

La présence dans le sperme d'anticorps anti-spermatozoïdes entraîne l'agglutination des spermatozoïdes entre eux, ce qui altère leur mobilité et leur pouvoir fécondant. La présence d'agglutinats doit faire rechercher des anticorps anti-spermatozoïdes dans le sperme au même titre qu'une diminution secondaire de la mobilité.

La recherche d'une immunisation anti-spermatozoïdes est réalisée par MAR-test (*Mixed Agglutination Reaction*). La détection d'anticorps sur plus de 20 % des spermatozoïdes mobiles est le seuil de positivité reconnu par l'OMS. Cependant, ce n'est qu'au-delà d'un pourcentage de 50 % que leur responsabilité dans l'infertilité est biologiquement significative.

L'étude de la fragmentation de l'ADN spermatique

Ce test quantifie le pourcentage de spermatozoïdes dont l'ADN est anormal (dit fragmenté). Après la fécondation, l'ovocyte peut réparer un certain pourcentage de chromosomes altérés du spermatozoïde. Apparemment, au-delà de 25 à 30 % de fragmentation, l'ovocyte ne peut plus faire face, ce qui entraîne un échec de la fécondation. Ce test n'est pas forcément prescrit aux hommes qui présentent une anomalie du nombre de spermatozoïdes mais plutôt en l'absence d'implantation embryonnaire.

La biopsie testiculaire

La biopsie testiculaire est réalisée pour établir un diagnostic et/ou dans un but thérapeutique. Elle consiste à recueillir, sous anesthésie, un fragment de tissu de l'intérieur du testicule soit avec une aiguille à travers la peau, soit par une opération chirurgicale. Généralement, l'analyse histologique de la biopsie testiculaire (analyse des tissus du testicule) permet de diagnostiquer :

- une absence totale de cellules germinales : c'est le « *Sertoli cell only syndrome* » ;
- un arrêt de la maturation de la spermatogenèse : quelques cellules précurseurs de spermatozoïdes (spermatogonies ou spermatocytes) sont visibles ;
- une spermatogenèse normale : le problème peut alors se situer au niveau de l'excrétion des spermatozoïdes et non de la production (pathologie dite d'obstruction).

Le bilan **hormonal**

À partir d'une prise de sang, ce bilan recherche le taux des principales hormones sexuelles : FSH, LH, testostérone, prolactine, inhibine B… afin de tenter de définir l'origine des anomalies de la spermatogenèse.

Le bilan **morphologique**

Une échographie des testicules et des voies uro-génitale, c'est-à-dire la prostate, la vessie, les canaux déférents, évalue l'intégrité morphologique de l'appareil reproducteur masculin.

Le bilan **génétique**

Les recherches peuvent porter sur les chromosomes, c'est le caryotype, ou sur une anomalie d'un gène particulier sur un chromosome.

L'examen du *caryotype* vérifie, à partir d'une prise de sang, le nombre et la morphologie des chromosomes dans les cellules. Chez l'homme, il doit y avoir 46 chromosomes, et la paire de chromosomes sexuels se compose d'un chromosome X et d'un chromosome Y. Le médecin demande généralement cette recherche quand la concentration de spermatozoïdes dans le sperme est inférieure à 10 millions par ml.

La recherche de *microdélétion du chromosome Y*, à partir d'une prise de sang, peut révéler de petites cassures (microdélétions) responsables d'anomalies de la spermatogenèse. Il y a un risque de transmettre cette altération chromosomique si l'enfant est un garçon. Cette recherche est généralement réalisée quand la concentration de spermatozoïdes dans le sperme est inférieure à 5 millions par ml.

La recherche de mutation du gène CFTR *(cystic fibrosis transmembrane conductance regulator*) est effectuée lorsque les examens précédents ont mis en évidence l'absence des canaux déférents et d'importantes anomalies du nombre de spermatozoïdes (azoospermie ou oligozoospermie extrême). Ces mutations sont observées chez les personnes atteintes de mucoviscidose.

Témoignage de psychologue

On est parfois surpris de constater que le spermogramme n'a été prescrit ou réalisé que très tard, quand la femme a fait tous les examens possibles, qui sont souvent lourds, contraignants et invasifs. Il s'agit sans doute de la résistance conjuguée de certains médecins, « c'est la femme qui doit avoir un problème », de la femme à qui on a appris bien souvent à prendre « la faute » sur elle, et de l'homme pour qui azoospermie signifierait impuissance. Or cet examen, si délicat soit-il pour certains pour des raisons religieuses ou culturelles, a le mérite de donner des indications claires. C'est comme si, inconsciemment, on préférerait ne pas savoir plutôt que découvrir qu'il n'y a pas de spermatozoïdes ou pas assez nombreux, ou pas assez performants... Mais ne pas savoir peut entraîner bien des explorations inutiles chez la femme et faire perdre un temps pourtant si précieux.

Cela dit, il faut du temps pour accepter que la grossesse ne vienne pas si facilement. Ces retards dans l'exploration des corps sont peut-être parfois nécessaires. Ils permettent de se faire à l'idée que la grossesse ne sera pas... automatique, qu'il faudra des traitements, et attendre... plus que prévu, plus que les autres.

Les différentes causes de l'infertilité

Causes d'infertilité	Examens	Actions possibles
Troubles de l'ovulation	Bilan hormonal Échographie pelvienne	Traitement hormonal spécifique Traitement de stimulation ovarienne
Anomalies des trompes	Hystérosalpingographie Bilan infectieux	Chirurgie et/ou AMP
Anomalies utérines	Hystéroscopie Bilan infectieux	Chirurgie et/ou AMP Traitement de l'infection
Anomalies de sperme	Spermogramme/spermocytogramme Bilan hormonal/infectieux Échographie des testicules	AMP

Chapitre 5
Les **premiers traitements** avant le recours **à l'AMP**

Les progrès techniques ont modifié la donne, et permis des choses dont on osait à peine rêver au siècle dernier. Sigmund Freud croyait que la contraception résoudrait en grande partie les névroses. Or, si l'on a pu échapper à la malédiction des maternités invivables, rapprochées et nombreuses, la contraception a entretenu le fantasme de maîtriser la procréation : « un enfant si je veux » (oui), « quand je veux » (c'est moins sûr). Du coup, on est souvent confronté aujourd'hui à un désir d'enfant qui a été bâillonné longtemps pour des raisons souvent sociales – contraintes d'études, de carrière, de meilleure installation pour accueillir des enfants. Il s'y joint aussi des contraintes psychologiques : « sommes-nous capables d'être de bons parents ? », « cette femme (cet homme), vais-je pouvoir m'engager avec elle (lui) ? ».

Or le temps passe, le corps a sa temporalité, une femme n'a pas des ovocytes toute sa vie, elle peut avoir la mauvaise surprise, quand elle est « prête » ou quand son compagnon est « prêt », de découvrir qu'il faudra peut-être recourir à des techniques spécifiques et contraignantes comme la FIV, et parfois à un don de gamètes ou d'embryon.

Selon les causes d'infertilité déterminées par les examens, une prise en charge spécifique peut vous être proposée, allant du simple au plus sophistiqué. Certains aspects techniques sont parfois difficiles à gérer seul, il est important de vous faire accompagner.

Témoignage de psychologue

On parle souvent de ces situations où, après des traitements sophistiqués, l'enfant arrive « naturellement ». C'est intéressant, car cela témoigne qu'une élaboration a été nécessaire et sans doute permise par l'expérience des essais et des échecs qui font penser, qui mûrissent et qui finissent par convaincre que, oui, on pourra être à son tour parents aussi bien que ses propres parents et surtout autrement. On finit par s'autoriser à être parents. Un vrai temps était nécessaire pour penser sa place dans les générations, ce qui a été transmis, et ce qui peut de nouveau être transmis.

Ces situations permettent de retrouver des choses qu'on savait déjà sans l'AMP : dette vis-à-vis des parents ou de l'espèce, désir de transmettre, non pas des gènes mais ce qui nous constitue comme sujets, comme êtres de désir. Et il y a des deuils à faire, comme toujours dans la vie : deuil de parents idéaux, deuils de ce qu'on perçoit comme normalité, culpabilité de ne pas fonctionner comme tout le monde, etc. Mais l'écoute psychanalytique, lorsque la parole est possible, même sans enlever les symptômes (en une séance, c'est difficile), permet aux patients de se trouver, d'accepter d'autres chemins. Cela s'observe dans l'assistance médicale à la procréation, à travers tant de passages insolites pour devenir parents. Et que ce soit l'insémination, la FIV, le recours au don de gamètes, ou même l'accueil d'embryon, il faut une élaboration pour accepter ces techniques et faire que cette voie permette de donner la vie dans toute sa richesse humaine, marquée par le croisement du biologique et du psychique.

La préparation **psychologique**

Avec ou sans assistance médicale à la procréation (AMP), l'enfant est le porteur vivant d'un désir riche et complexe qu'il va incarner. Le désir d'enfant cristallise un foisonnement d'appels : prouver que la femme est féconde, que l'homme n'est pas impuissant, qu'on ne va pas mourir seul, qu'il y a de la vie, etc. Or ce désir est peut-être encore plus complexe chez les couples qui découvrent qu'il ne suffira pas d'arrêter la contraception pour que la grossesse arrive. Cette impasse n'était pas prévue. Lorsque ces couples découvrent qu'ils ont besoin d'aide, de plus en plus spontanément, ils viennent questionner leur histoire et le sens de leur trajet. Bien souvent, ce travail de fond leur permet d'inscrire cette impasse dans leur histoire, de lui donner un sens, et de la surmonter.

Un travail analytique est d'autant plus indispensable que ces couples voient leur demande riche et complexe se rabattre sur une scène technique, celle de l'AMP. En effet, l'équipe médicale qui reçoit la demande d'enfant des couples est elle aussi composée de personnes riches et complexes, avec leur propre rapport à la maternité, à l'efficience scientifique, etc. Au sein de cette équipe, le psychologue est le tiers nécessaire qui introduit la dimension d'inconscient dans cette quête dont les réponses ne sont pas seulement médicales.

Quand un enfant « résiste » à venir, il questionne le couple, et révèle des problèmes passionnants jusque-là non évoqués ; il dévoile le rapport de chacun à son désir, à l'autre, à l'attente comme telle. À travers la crise que traverseront ces couples en difficulté, beaucoup de choses apparaîtront qui, sans elle, seraient restées cachées. Certains disent après que, malgré la difficulté du parcours, ils ne regrettent rien, tant ils ont appris de choses sur eux et sur leur couple.

Que ce soit la simple attente, la première stimulation, l'insémination intra-utérine, rien n'est anodin quand le couple doit recourir à l'assistance médicale à la procréation. À la fécondation in vitro (FIV) et à l'injection intracytoplasmique (ICSI), la peur et l'espoir se mêlent et avec elles la souffrance de constater que, même avec l'assistance de toute une équipe, il n'y a pas eu de grossesse. La solitude de la femme est alors terrible. La culpabilité fait des ravages. Après le replacement des embryons conçus à partir de ses gamètes et de ceux de son mari, elle n'est « même pas capable » de les accueillir pour qu'ils deviennent des bébés... C'est le moment où les femmes demandent le plus volontiers à rencontrer le psychologue, pressentant un problème autre, qu'elles butent sur un obstacle qui leur échappe. Bien souvent, à ces femmes, il a manqué l'autorisation par leur propre mère d'être mère et, au fond, c'est cela qu'elles viennent demander à la consultation.

Quand il y a vraiment stérilité d'un des deux partenaires, le fait d'accepter le recours au don de gamètes est un signe d'amour puisque le désir l'a emporté, même si un seul transmettra son patrimoine génétique. Il est vrai que de telles épreuves peuvent séparer un couple mais, si ce n'est pas le cas, alors il s'en trouve renforcé. Lorsque les femmes font un transfert maternel sur le psychologue – ce qui est fréquent –, la situation se débloque, le passage devient libre. Une grossesse peut survenir. La peur de ne pas être une bonne mère, de ne pas être à la hauteur reprend une dimension supportable.

Les entretiens psychologiques permettent l'expression de ce retour sur sa propre histoire qu'entraîne la décision de fonder une famille, et qui explique en partie les difficultés à mener à bien une grossesse.

Les traitements **médicamenteux**

Chez **la femme**

L'induction d'ovulation

L'induction d'ovulation a pour objectif la production d'un ou deux ovocytes matures. Ce traitement d'induction d'ovulation, dit simple, avec des rapports sexuels « programmés », nécessite tout de même une surveillance (échographie pelvienne et dosages hormonaux) afin d'évaluer son efficacité et de réduire les risques de complications telles les grossesses multiples. Les protocoles d'utilisation sont variables selon l'expérience du gynécologue et les indications médicales.

Les traitements les plus utilisés sont (pour plus d'informations voir p. 123) :

- des anti-œstrogènes : citrate de clomifène (Clomid®, Pergotime®), administré par voie orale ;
- des gonadotrophines, essentiellement FSH seule (Gonal-F®, Puregon®, Fostimon®), la LH seule (Luvéris®) ou une combinaison FSH + LH (Pergoveris®).

En cas de trouble d'ovulation modéré, un soutien de la phase lutéale par de la progestérone et ses dérivés, pendant la seconde partie du cycle, améliore la nidation de l'embryon dans l'utérus. La dihydrogestérone

(Duphaston®) et la progestérone micronisée (Utrogestan®, Estima®, Ménaelle®) miment l'activité de la progestérone endogène, produite par l'organisme. Elles sont données par voie orale.

Habituellement, la metformine (Glucophage®) est prescrite pour traiter le diabète. Dans le cadre de la procréation, elle est utilisée comme inducteur d'ovulation chez les femmes en surpoids/obèses ou souffrant de dystrophie ovarienne. Aucune recommandation médicale n'est actuellement formulée concernant son utilisation.

Pourquoi **plusieurs noms** pour un **médicament ?**

En cas d'autorisation de mise sur le marché (AMM) d'un médicament, la molécule active, en plus de sa dénomination chimique, généralement trop complexe pour être retenue, a une dénomination commune internationale (DCI) et reçoit une dénomination commerciale sous laquelle elle sera vendue. Par exemple, à la dénomination commerciale du Glucophage® correspond la DCI metformine. Pour une même DCI, on peut avoir plusieurs noms commerciaux.

Le traitement de l'hyperprolactinémie

Il faut commencer par éliminer les causes pharmacologiques d'hyperprolactinémie. Les principaux médicaments impliqués sont mentionnés dans le tableau suivant.

Les médicaments les plus souvent responsables d'hyperprolactinémie

Classe de médicament	Nom de la molécule	Nom de marque
Neuroleptiques	Phénothiazine Rispéridone Butyrophénone Thioxanthène	Largactil® Risperdal® Haldol® Fluanxol®
Antidépresseurs tricycliques	Clomipramine Amitriptyline	Anafranil® Laroxyl®
Inhibiteurs sélectifs de la recapture de la sérotonine (ISRS)	Paroxétine Citalopram Fluvoxamine	Deroxat® Seropram Floxyfral®
Antihypertenseurs	Vérapamil Méthyldopa Réserpine	Isoptine® Aldomet® Tensionorme®

.../...

Antagonistes des récepteurs H2	Ranitidine Famotidine Cimétidine	Raniplex® Pepdine® Tagamet®
Anti-nausées, anti-vomissements	Dompéridone Métoclopramide Métopimazine Dérivés des phénothiazines	Peridys, Motilium® Primperan® Vogalène®
Œstrogènes		
Opaciés et dérivés	Morphine Méthadone Cocaïne	
Anti-épileptiques	Phénobarbital Carbamazépine Phénytoïne	 Tégrétol® Di-Hydan®

Les autres causes d'hyperprolactinémie sont surtout les adénomes à prolactine (masse tissulaire ou tumeur au niveau de l'hypophyse) et le syndrome des ovaires polykystiques, l'hypothyroïdie, l'insuffisance rénale ou l'insuffisance hépatique sévère... Les adénomes à prolactine constituent la cause la plus fréquente d'hyperprolactinémie d'origine non médicamenteuse. Il peut s'agir de micro-adénome (la taille de la tumeur est inférieure à 10 mm) ou de macro-adénome (la taille de la tumeur est supérieure à 10 mm).

L'histoire naturelle des micro-adénomes a montré que seulement 5 à 10 % d'entre eux évoluaient vers un macro-adénome. Le traitement de première intention est médicamenteux, avec des molécules de la classe des agonistes dopaminergiques, surtout la bromocriptine (Parlodel®) mais aussi le lisuride (Arolac® et Dopergine®), la cabergoline (Dostinex®), le quinagolide (Norprolac®). Ces médicaments inhibent la sécrétion de prolactine et ont aussi un effet antitumoral significatif.

Le traitement chirurgical est réservé aux rares cas (5 %) de résistance ou d'intolérance au traitement médical. Les micro-adénomes ne présentent pas de risque important pendant une grossesse ; 3 à 5 % d'entre eux augmentent significativement lors de la grossesse. Dans certains cas, il peut exister une normalisation de l'hyperprolactinémie après la grossesse par nécrose spontanée de l'adénome.

Dans le cas d'un macro-adénome, le traitement médicamenteux est aussi le traitement de première intention. Il est rapidement efficace mais la diminution de volume de la tumeur peut cependant prendre plusieurs mois. Le traitement chirurgical est indiqué lorsque le volume de la tumeur n'est pas modifié par le traitement médicamenteux. Il arrive parfois que la chirurgie n'enlève pas toute la tumeur, le médecin prescrit alors un traitement médicamenteux après l'opération.

En cas de grossesse, le risque d'augmentation de taille de la tumeur est d'environ 25 %. Vous devez être surveillée par un champ visuel et une IRM de l'hypophyse et, si possible, être opérée avant le début de la grossesse. Si la tumeur augmente de taille lors de la grossesse, le traitement par bromocriptine peut être maintenu ou instauré.

Chez l'**homme**

L'hypogonadisme hypogonadotrope, aussi appelé déficit gonadotrope, est caractérisé par des taux sanguins bas des hormones sexuelles (notamment la testostérone), associés à des taux bas de FSH et de LH. Tout comme les ovaires, les testicules sont sous le contrôle des hormones FSH et LH qui stimulent la spermatogenèse et la synthèse des hormones masculines (testostérone) :

- la LH stimule les cellules de Leydig et augmente la sécrétion de testostérone ;
- la FSH stimule les cellules de Sertoli qui produisent les spermatozoïdes dans les testicules.

Deux types de molécules pour restaurer la spermatogenèse sont utilisés chez l'homme présentant un hypogonadisme hypogonadotrope (altération de l'axe hypothalamo-hypophysaire) avec azoospermie (absence totale de spermatozoïdes dans le sperme) ou oligozoospermie extrême (présence de spermatozoïdes en quantité anormalement très faible dans le sperme) :

- *Les gonadotrophines à activité FSH.* On utilise la FSH recombinante – follitropine α (Gonal-F®) et follitropine β (Puregon®) –, la FSH urinaire purifiée – l'urofollitropine (Fostimon®) ou le HMG ou gonadotrophines urinaires (à activité FSH prédominante) – ménotropine (Ménopur®).
- *Les gonadotrophines à activité LH.* La gonadotrophine chorionique (HCG) (Gonadotrophine Chorionique Endo®) est une gonadotrophine d'origine placentaire qui présente une activité LH. La LH stimule les cellules de Leydig qui produisent et sécrètent chez l'homme 95 % de la testostérone, indispensable pour la production des spermatozoïdes.

Les protocoles sont variables selon les hommes. La durée du traitement est d'au moins 3 à 4 mois. Parfois, un traitement de 18 mois peut être nécessaire pour obtenir une reprise de la spermatogenèse.

Les traitements **chirurgicaux**

Chez la **femme**

Les ovaires

Le syndrome des ovaires polykystiques est à l'origine d'une infertilité par anovulation. La multiperforation ovarienne (dite *drilling* ovarien) par cœlioscopie est une des modalités de prise en charge lorsqu'un traitement de stimulation par citrate de clomifène (Clomid®, Pergotime®) pour favoriser une ovulation spontanée a échoué. La présence d'une masse ou d'un kyste organique ovarien nécessite la pratique d'une cœlioscopie afin de diagnostiquer et/ou de traiter cette pathologie ovarienne.

Les trompes

L'hydrosalpinx est une complication d'une salpingite, une affection d'une ou des deux trompes, quand celle-ci n'est pas traitée. Elle est responsable d'infertilité par obstruction tubaire. En cas d'hydrosalpinx, foyer infectieux potentiel, il est recommandé de pratiquer une salpingectomie (ablation de la trompe) en cas d'AMP de type fécondation in vitro. En cas d'imperméabilité tubaire proximale, un traitement par cathétérisme ou microchirurgie peut éventuellement restaurer la perméabilité de la trompe.

Le recours à l'AMP d'emblée est recommandé en cas d'atteinte tubaire étendue.

L'utérus

Les médecins vous recommanderont d'enlever les polypes ou les myomes s'ils ont un retentissement important sur la cavité utérine avec un risque d'échec d'implantation embryonnaire ou de fausse couche.

Le cas particulier de l'endométriose

L'intervention chirurgicale dépend de nombreux paramètres, dont les principaux sont le stade mineur ou majeur de l'endométriose, ses localisations et ses retentissements. La principale intervention est la cœlioscopie qui donne la possibilité :

- de faire le diagnostic et d'établir une cartographie précise des lésions ;
- d'évaluer la perméabilité des trompes (épreuve au bleu de méthylène) ;
- de traiter les lésions.

Chez l'**homme**

La varicocèle

La varicocèle n'est pas une maladie grave et ne nécessite pas toujours un traitement. Celui-ci peut néanmoins être nécessaire quand la varicocèle est gênante en raison d'un volume important, douloureuse et/ou entraîne des conséquences sur le développement et le fonctionnement du testicule. Dans certaines conditions, ce traitement peut améliorer la spermatogenèse.

Le principe du traitement chirurgical de la varicocèle consiste à ligaturer la veine dilatée afin de bloquer le reflux de sang vers le testicule. En dehors de la chirurgie, le traitement peut être effectué par embolisation. À l'aide d'une ponction d'une veine du bras ou de la cuisse, un cathéter est introduit jusqu'à la veine testiculaire afin d'y déposer des substances qui obstruent définitivement la veine testiculaire dilatée. Les résultats sont comparables à ceux de la chirurgie. Une intervention chirurgicale peut être proposée en cas d'échec de l'embolisation.

Chapitre 6 Et quand on ne trouve pas d'explication ?

DANS 10 % DES CAS, L'INFERTILITÉ RESTE INEXPLIQUÉE : aucune cause n'est trouvée.

Témoignage de psychologue

On parle souvent de miracle à propos d'une grossesse qui survient quand on ne l'attend plus. Il n'est pas rare que des couples, après avoir adopté un enfant, en aient « naturellement ». Une interprétation possible est que l'agrément et l'adoption fonctionnent comme une autorisation à être parents :

- la société agrée ces couples comme parents possibles ;
- ils ont un enfant à la maison et, même dans des conditions difficiles, ils assument. Du coup, l'existence de cet enfant les « réassure » et ils n'ont plus besoin de prendre la suite des géniteurs et peuvent eux-mêmes procréer.

Cela concerne évidemment les stérilités dont on ne trouve pas la cause médicale.

Dans un premier temps, lorsque les analyses n'ont pas trouvé d'explication à votre infertilité, vous pouvez faire attention à ce qui peut entraver une fécondation (voir chapitre 2) :

- votre alimentation : privilégiez les aliments à faible index glycémique et les protéines d'origine végétale, réduisez les protéines d'origine animale et les acides gras dits « trans », augmentez l'apport en fer (essentiellement fer végétal), consommez des produits laitiers entiers et non allégés ;
- votre poids ;
- votre mode de vie : évitez le stress, le tabac, l'alcool, le café, les drogues, les médicaments, les produits toxiques de l'environnement, et assurez-vous d'un bon sommeil.

Si le premier bilan a montré que vous présentez une infertilité inexpliquée et/ou des troubles modérés d'ovulation ou de la spermatogenèse, l'apport d'antioxydants peut parfois améliorer la situation.

L'oxygène est un élément vital qui joue un rôle indispensable dans l'oxydation des cellules. Lorsque cette oxydation est incomplète, il se forme des molécules nocives appelées radicaux libres. En grand nombre, les radicaux libres (pro-oxydants) altèrent l'intégrité des cellules et provoquent une mort cellulaire prématurée. La principale production interne de radicaux libres vient du métabolisme, c'est-à-dire la transformation des aliments en énergie. Les sources externes sont le stress, le tabac, l'alcool, l'exposition au soleil, les pesticides et les additifs alimentaires. Les antioxydants sont des molécules qui aident le corps à lutter contre les radicaux libres. Ils sont présents dans les fruits et les légumes : une alimentation équilibrée comportant au moins cinq fruits et légumes par jour couvre les besoins. Ils protégeraient des fausses couches à répétition, améliorent la qualité cellulaire des spermatozoïdes (ils évitent la fragmentation de l'ADN) et des ovocytes, l'interaction spermatozoïdes-ovocytes, le développement et l'implantation de l'embryon. Ils favorisent aussi l'augmentation du nombre et de la mobilité des spermatozoïdes.

Les principaux antioxydants sont les vitamines A, C et E, les oligoéléments tels que le sélénium et le zinc et les polyphénols (flavonoïdes, tanins), ainsi que les caroténoïdes et la coenzyme Q10 (CoQ10). Les principales sources sont les fruits et les légumes :

- les fruits les plus riches en antioxydants sont les fruits rouges, du fait de la présence de vitamine C et de polyphénols : myrtille, mûre, fraise, framboise, airelle, cerise, sans oublier pruneau, prune, orange, raisin noir et kiwi ;

- les légumes les plus riches en antioxydants sont le cresson, l'ail, les différentes variétés de chou, l'épinard, l'asperge, le brocoli, la betterave et le poivron rouge.

Les **vitamines A, C, E** et du **groupe B**

La **vitamine A**

La vitamine A est une vitamine stable à la cuisson. Les besoins moyens sont de 1 500 à 3 000 UI (unités internationales) par jour. Le surdosage en vitamine A peut entraîner des troubles cutanés et surtout des complications musculaires voire une atteinte hépatique.

Les aliments riches **en vitamine A**

Huile de foie de morue, poissons gras, foie de veau, jaune d'œuf, carotte crue, épinard, abricot, produits laitiers, beurre cru.

La chicorée, la mangue, le cresson en contiennent des quantités moins importantes.

La **vitamine C**

Cette vitamine très fragile et soluble dans l'eau est sensible à l'oxydation de l'air et à la chaleur. Il y a une grande déperdition dans l'eau de cuisson ; aussi, pour la préserver, préférez les modes de cuisson rapides comme la cocotte-minute et évitez de laisser tremper trop longtemps les végétaux dans l'eau. Consommez les fruits et les légumes dans les jours suivant leur achat. La congélation préserve la vitamine C. Les besoins sont estimés à 10 mg par jour et sont plus importants en cas de tabagisme. Il n'existe pas de risque de surdosage en dehors parfois d'une légère excitation et d'une insomnie.

Les aliments riches **en vitamine C**

Fruits : kiwi, fraises et autres fruits rouges (framboises, cassis, myrtilles...), oranges, abricots.

Légumes : persil, choux de Bruxelles, cresson, choux-fleurs, épinards, choux.

La **vitamine E**

Comme elle fluidifie le sang, vous devez faire attention si vous avez tendance à saigner ou si vous suivez un traitement anticoagulant. Il n'existe pas de manifestation clinique en cas de surdosage. La vitamine E conserve ses propriétés après la cuisson. Les besoins en vitamine E sont de 3 à 15 mg par jour.

Les aliments riches **en vitamine E**

Huile de germe de blé, germes de blé, huile de noix, huile de tournesol, huile d'arachide, huile d'olive, beurre, amandes, noisettes, noix, margarine, cacahuètes...

Le jaune d'œuf, les épinards, les avocats, le lait entier, les choux, les brocolis en contiennent des quantités moins importantes.

Les vitamines du **groupe B**

Les vitamines B9 et B12 en particulier peuvent améliorer la fertilité. Ces molécules sont indispensables à la synthèse de l'ADN. Un déficit pourrait conduire à des cassures ou à d'autres anomalies des chromosomes au niveau des spermatozoïdes et des ovocytes. Une carence prolongée peut être à l'origine d'une infertilité via un impact sur le développement de l'ovocyte et des spermatozoïdes ou par échec de l'implantation.

Les aliments riches en **vitamine du groupe B**

Les aliments riches en vitamine B9 (acide folique) :
Légumes à feuilles (choux, salades, épinards, cresson, mâche...), haricots verts, lentilles, pois chiches, noix, amande, œuf, foie...

Les aliments riches en vitamine B12 (cobolamine) :
Foie, rognon, poissons gras, lait, céréales, fruits, légumes, jaune d'œuf, viande...

UN MENU IDÉAL FERTILITÉ

- **Petit déjeuner :** pain complet, beurre, kiwi, fromage blanc.
- **Déjeuner :** carottes râpées, lapin à la basquaise, mâche, roquefort, orange.
- **Collation :** yaourt, compote d'abricot.
- **Dîner :** avocat, omelette, salade d'épinards, fromage de chèvre, mangue.
- **Panier fertilité riche en vitamines :** orange, kiwi, fruits rouges, épinards, avocats, œufs, chou, beurre, huile d'olive, produits laitiers.

Les **oligoéléments**

Le **sélénium**

Le sélénium, comme la vitamine E, joue un rôle protecteur pour les cellules, par le biais de son pouvoir antioxydant. Les besoins quotidiens sont de 50 à 60 µg. De nombreuses études impliquent le déficit en sélénium dans plusieurs affections touchant la reproduction, dont l'infertilité féminine, les fausses couches, la pré-éclampsie (hypertension lors de la grossesse), les troubles de la croissance fœtale...

Les aliments riches **en sélénium**

Fruits de mer (langoustes, moules, noix de Saint-Jacques, crevettes, huîtres...), poissons (thon, maquereau...), foie de veau, rognons, œufs, viande (dinde, porc, lapin), lentilles, fromages (féta, roquefort, emmental), pain de seigle ou de froment, germe de blé, son de blé, son d'avoine.

Le **zinc**

La carence en zinc peut favoriser les fausses couches à répétition et entraîner une diminution de mobilité et du pouvoir fécondant des spermatozoïdes.

Les aliments riches **en zinc**

Huîtres, crustacés, fruits de mer, produits céréaliers.

Les acides gras insaturés : oméga 3, oméga 6

L'apport d'acides gras insaturés augmenterait la concentration et la mobilité des spermatozoïdes. Par leur action antioxydante, ils semblent indispensables lors de la spermatogenèse. Pour la femme, les acides gras insaturés pourraient améliorer l'ovulation ainsi que la survie et le transport des spermatozoïdes dans le mucus cervical.

Les hommes qui mangent beaucoup de graisses saturées (charcuterie, chips, viennoiseries, viandes rouges, beurre, huile de palme...) auraient un nombre total de spermatozoïdes de 35 % inférieur par rapport à la normale. En revanche, la consommation d'oméga 3 serait associée à une meilleure qualité du sperme.

L'apport quotidien conseillé est de 2 à 3 g pour les oméga 3, et 4 à 6 g pour les oméga 6. La chaleur de la cuisson détruit une grande partie des oméga 3 et 6. Il est donc conseillé de consommer crus les aliments qui en contiennent ou de les faire cuire à très basse température.

Les aliments riches **en oméga**

Les aliments riches en oméga 3 :
Poissons gras tels que : anchois, sardine, thon, saumon, maquereau, flétan, hareng. Huiles de colza, de noix, de lin, de chanvre, de germe de blé et de soja. Certains légumes à feuilles (pourpier, mâche).

Les aliments riches en oméga 6 :
Œufs entiers, beurre, huile de foie de morue, huiles de pépins de raisin, de tournesol, de noix, de maïs, de germe de blé, de soja, de sésame, de colza, d'arachide, d'olive, d'onagre, de bourrache et de noisette, margarines au tournesol, graines de tournesol et de courge.

Les **polyphénols**

Ces molécules gagnent en notoriété depuis quelques années en raison de la découverte de leurs effets bénéfiques sur la santé. Ces puissants antioxydants, encore plus actifs que les vitamines et les oligoéléments, agissent en synergie avec la vitamine C et la vitamine A.

Ces molécules fragiles peuvent être détruites par la cuisson et les transformations industrielles. Consommez les fruits et légumes sous forme crue en évitant dans la mesure du possible de les éplucher car leur peau est extrêmement riche en polyphénols. Optez pour les végétaux bruts, si possible issus de l'agriculture biologique, que vous cuisinez vous-même.

Les aliments riches **en polyphénols**

Pomme, raisin, kaki, agrumes, fruits rouges, litchi, mangue, canneberge, oignon, pomme de terre, artichaut, persil, chou de Bruxelles, haricot rouge… sans oublier vin rouge, chocolat, thé vert.

Les **caroténoïdes**

Les caroténoïdes agissent en synergie avec le sélénium et la vitamine E. Le bêta-carotène et le lycopène forment une part importante de la défense antioxydante de l'organisme. Les apports quotidiens recommandés sont de 1 g. Ces antioxydants semblent améliorer la mobilité et la morphologie des spermatozoïdes.

Le bêta-carotène est transformé en vitamine A dans l'organisme au fur et à mesure de ses besoins. Il n'existe donc pas de risque de surdosage en bêta-carotène. Il partage son activité antioxydante avec les autres pigments caroténoïdes présents dans l'épinard, le fenouil, le chou vert...

Les aliments riches **en carotène**

Dans les aliments végétaux colorés : pêches, carottes, abricots, potirons, mangues, melons, poivrons, patates douces.

Le **lycopène**

Le lycopène est deux fois plus efficace que le bêta-carotène et dix fois plus efficace que la vitamine E pour neutraliser les radicaux libres et protéger les membranes cellulaires de l'oxydation. Il n'est présent que dans un petit nombre de végétaux, principalement les fruits et les légumes de couleur rouge. Les apports journaliers suggérés en lycopène sont de 5 à 10 mg. En pratique, une consommation quotidienne d'une portion de produit à base de tomates semble suffisante.

Les aliments riches **en lycopène**

Melon, pamplemousse rose, goyave, papaye, orange rouge, abricot, tomate et ses dérivés (jus, ketchup, sauce tomate, soupe).

La **coenzyme Q10** (CoQ10)

La coenzyme Q10 est une substance semblable à une vitamine, vitale pour le bon fonctionnement du corps humain. Elle active la production d'énergie dans les cellules et est un puissant antioxydant, présent à l'état naturel dans toutes les cellules du corps.

Bien qu'un spermatozoïde n'ait qu'une distance limitée à parcourir pour fertiliser l'ovocyte, il a besoin d'une quantité impressionnante d'énergie pour effectuer ce trajet. Certains hommes produisent des spermatozoïdes moins mobiles (asthénozoospermie). De nouvelles recherches suggèrent que la coenzyme Q10 « booste» les spermatozoïdes en leur permettant de se déplacer. Une administration journalière de Q10 (200 mg/j pendant six mois) doublerait pratiquement la mobilité des spermatozoïdes et augmenterait ainsi les chances d'une fécondation réussie. Pour les chercheurs, l'amélioration de la qualité du sperme est liée aux propriétés antioxydantes de la coenzyme Q10 et à son rôle dans la production d'énergie au niveau cellulaire.

En théorie, l'organisme est en mesure de synthétiser la CoQ10 dont il a besoin. Il n'existe pas de posologie recommandée, mais un apport de 15 à 30 mg serait souhaitable. La réduction du taux de CoQ10 est liée au vieillissement, ainsi qu'à divers facteurs tels que l'effort physique extrême, le stress et une consommation excessive d'alcool et de tabac. Certains médicaments comme les statines qui réduisent le taux de cholestérol freinent également la production naturelle de CoQ10 dans le corps.

Les aliments riches **en coenzyme Q10**

Abats, bœuf, sardine.

On en trouve également en moindre proportion dans les céréales complètes, les noix et les noisettes, les épinards, les huiles végétales, les algues, le sésame, le soja et les légumineuses.

La **lutéine**

Contrairement au bêta-carotène, la lutéine ne peut pas être convertie en vitamine A (rétinol) dans l'organisme. Comme le corps humain n'en produit pas, il doit la trouver dans l'alimentation.

Les aliments riches **en lutéine**

Laitue, jaune d'œuf, légumes jaune-orange (maïs, carotte), feuilles vertes (épinards, oseille, brocolis, chou) et fleurs comestibles (œillet d'Inde).

Autres **antioxydants**

Trois acides aminés et leurs dérivés jouent un rôle antioxydant. L'arginine semble favoriser une meilleure réponse aux protocoles de stimulation ovarienne. La carnitine et la cystéine augmenteraient la concentration et la mobilité des spermatozoïdes. Le glutathion est l'antioxydant le plus abondant dans l'organisme. La cystéine régénère les stocks de glutathion.

UN MENU FERTILITÉ IDÉAL

- **Petit déjeuner :** pain de son, tranche de gouda, yaourt, jus de raisin.
- **Déjeuner :** chou rouge, thon aux aubergines, riz complet, salade de fruits.
- **Collation :** thé à la menthe, orange.
- **Dîner :** tarte aux tomates-oignons, mâche, chèvre frais, soupe de fruits rouges.
- **Le panier fertilité idéal en oligoéléments :** fraise, litchi, pamplemousse, aubergine, courgettes, pomme de terre, thé vert.

Faut-il prendre **des antioxydants** sous forme de **compléments alimentaires ?**

Les radicaux libres (pro-oxydants) influencent la qualité des ovocytes, des spermatozoïdes et des embryons, et agissent donc sur le taux de fécondation, d'implantation et de grossesse. Une alimentation équilibrée qui élimine les toxiques suffit-elle à compenser la présence des radicaux libres ? Faut-il « obligatoirement » prendre des compléments alimentaires pour améliorer la fertilité du couple ? L'ensemble des recherches publiées suggère qu'aucun antioxydant pris isolément n'est capable d'améliorer la capacité de fertilisation, alors qu'une combinaison d'antioxydants semble constituer une meilleure approche. Ainsi, les compléments alimentaires ne sont pas une réponse miracle, mais peuvent parfois augmenter les chances de succès. La durée du traitement est variable : comptez au moins trois à six mois, voire plus.

Les études cliniques utilisent parfois des doses de micronutriments supérieures aux apports recommandés journaliers (AJR) afin d'avoir un effet positif et probant sur la fertilité. Néanmoins, des doses trop élevées de micronutriments, en particulier d'antioxydants, peuvent être délétères pour les cellules reproductrices humaines. Par exemple, la prise de vitamine C, de sélénium ou de coenzyme Q10 à fortes doses est nocive pour les spermatozoïdes.

Afin d'éviter tout sous-dosage peu efficace ou tout surdosage toxique pour les spermatozoïdes et les ovocytes, il est possible de prendre des compléments alimentaires à doses adéquates pour améliorer la fertilité. À défaut, vous pouvez aussi faire en sorte d'ingérer des doses de micronutriments équivalentes à celles qu'ils contiennent (voir annexe 1). N'hésitez pas à compléter des compositions incomplètes, en ajoutant par exemple des huiles de poissons ou des huiles végétales riches en oméga 3 à un complément alimentaire qui n'en contiendrait pas.

N'oubliez pas que l'apport des autres vitamines, minéraux et autres composés essentiels apportés par l'alimentation doit être équilibré pour bénéficier d'une fertilité optimale. Quoi qu'il en soit, demandez toujours conseil à votre gynécologue ou votre urologue avant d'entamer une complémentation orale, surtout si vous suivez un traitement d'AMP.

Exemples de compléments alimentaires pour stimuler la fertilité

Laboratoire	Stimulants de la fertilité féminine	Stimulants de la fertilité masculine
CCD	Oligobs Procréa F® (anciennement Oligobs PMA)	Oligobs Procréa M®
Granions	Conceptio Femme®	Conceptio Homme®
DCMG	Ovocyplus® (anciennement Ovocyte+)	Fertimax 2® (anciennement Fertimax)
Nurilia	Procrelia femme®	Procrelia homme® Fertibiol® Condensyl®
PiLeJe	Féminabiane conception®	-
Sigma-tau	-	Proxeed 2® (anciennement Proxeed)

Pour la composition exacte de ces produits, reportez-vous à l'annexe 1.

Il semble exister un régime alimentaire favorable à la fertilité, avec une consommation de glucides à faible charge glycémique, une consommation d'acides gras mono- et polyinsaturés plutôt que de graisses « trans » industrielles, des protéines d'origine végétale plutôt qu'animale, une supplémentation avec des compléments à base de vitamines, minéraux et antioxydants. Avec ce type d'alimentation, le risque d'infertilité en raison de troubles de l'ovulation semble plus faible. La combinaison d'au moins cinq facteurs de faible risque, dont les comportements alimentaires cités, le contrôle du poids, la pratique d'une activité physique régulière et le non-usage de tabac, diminue de 69 % le risque d'infertilité.

Au-delà de l'alimentation, des études internationales montrent un intérêt croissant pour la complémentation nutritionnelle de la fertilité. L'intérêt (et la non-dangerosité) de compléments alimentaires, prescrits ou choisis de façon non empirique, dans le but d'améliorer les différents paramètres de la fertilité, doit être continuellement évalué par des études cliniques.

Pour augmenter les chances de succès d'une grossesse spontanée ou en AMP, il est donc possible d'avoir recours aux compléments alimentaires, avec un effet maximal s'ils sont pris à la fois par l'homme et la femme. Choisissez de préférence des mélanges équilibrés de micronutriments plutôt qu'un unique micronutriment, à des doses équivalentes ou légèrement supérieures à celles théoriquement apportées par l'alimentation, et exerçant une action antioxydante modérée.

Témoignage de médecin

La prise d'antioxydants sur une durée d'au moins trois mois peut parfois améliorer les résultats de la fécondation in vitro (FIV). En effet, en cas d'échec de FIV, en particulier lors d'obtention d'embryons mais dont le développement se bloque, il est préconisé d'augmenter l'apport d'antioxydants chez l'homme.

Cette anomalie de développement de l'œuf semble être due à une augmentation d'anomalies présentes au niveau de l'ADN des spermatozoïdes (fragmentation de l'ADN). Les antioxydants peuvent améliorer cette situation.

TROISIÈME PARTIE

L'ASSISTANCE MÉDICALE À LA PROCRÉATION (AMP)

Chapitre 7
L'AMP : qui, où, comment ?

Dans le cadre d'une AMP, l'impact de l'âge du couple sur la réussite d'obtention d'une grossesse est très important. Paradoxalement, il n'existe pas de règle officielle bien définie. Chaque centre d'AMP a ses propres règles. Le consensus global est :

- une discussion au cas par cas au sein d'une équipe pluridisciplinaire composée de médecins, de biologistes, de psychologues… ;
- pour la femme, une prise en charge entre 40 et 42 ans si la réserve ovarienne est correcte ;
- pour l'homme, une forte réticence au-delà de 55 ans et généralement un refus après concertation après 60 ans ;
- une appréciation de la qualité et de l'équilibre de la relation de couple, cet équilibre primant sur l'âge.

AMP ou PMA ?

L'acronyme PMA, procréation médicalement assistée, a du mal à disparaître du fait de la méconnaissance de l'autre acronyme : AMP, assistance médicale à la procréation. Mais pour le législateur, c'est clair : il légifère sur l'« assistance médicale » et non sur la « procréation ». AMP est donc le terme officiel qui devrait être employé par tous.

Quelles sont les **pratiques autorisées ?**

Il a fallu attendre 1994 pour que soient votées les premières règles définissant et encadrant l'assistance médicale à la procréation avec la loi du 29 juillet 1994 n° 94-653 relative au respect du corps humain, modifiant le Code civil, et la loi du 29 juillet n° 94-654 relative au don et à l'utilisation des éléments et produits du corps humain, à l'assistance médicale à la procréation et au diagnostic prénatal, modifiant le Code de la santé publique. L'importance prise par ces techniques ainsi que leur évolution constante ont conduit depuis le législateur à intervenir à deux reprises, en 2004 avec la loi n° 2004-800 du 6 août 2004 relative à la bioéthique et en 2011 avec la loi n° 2011-814 du 7 juillet 2011 relative à la bioéthique, mais sans modifier l'économie d'ensemble du dispositif introduit en 1994.

Le souci de maîtriser ce secteur très nouveau et socialement sensible de la médecine a toutefois amené le législateur à créer en 2004 l'Agence de la biomédecine (ABM) dont l'une des missions est « de suivre, d'évaluer, et le cas échéant, de contrôler les activités médicales et biologiques » dans le champ de la reproduction humaine et de l'embryologie. Ses fonctions en la matière ont été encore étendues par la loi de 2011 qui a fortement renforcé l'encadrement des procédés utilisés en AMP. En effet, jusqu'alors, l'assistance médicale à la procréation était définie, de manière non limitative, comme l'ensemble des « techniques qui permettent la procréation en dehors du processus naturel », c'est-à-dire en dehors de l'union sexuelle d'un homme et d'une femme. Il est désormais précisé que ce sont « les pratiques cliniques et biologiques permettant la conception in vitro ; la conservation des gamètes, des tissus germinaux (testicules, ovaires) et des embryons, le transfert d'embryons et l'insémination artificielle » (article L. 2141-1 du Code de la santé publique). La loi mentionne aussi expressément que la technique de congélation ultra-rapide des ovocytes, autrement appelée vitrification ovocytaire, est autorisée. Il est désormais possible de congeler des ovocytes sans les endommager, ce qui pendant longtemps n'avait pas été possible. On devait jusqu'alors les féconder pour pouvoir les conserver, d'où l'existence de stocks d'embryons surnuméraires.

La liste des procédés biologiques utilisés en AMP est fixée par le ministre chargé de la Santé, après avis de l'Agence de la biomédecine (voir décret n° 2012-360 du 14 mars 2012 relatif aux procédés biologiques utilisés en AMP) ; même les techniques visant à améliorer l'efficacité et la sécurité de procédés déjà utilisés doivent être autorisées, mais alors une décision du directeur de l'Agence de la biomédecine suffit.

Un tel contrôle est l'occasion non seulement de s'assurer de la validité scientifique et de l'efficacité des procédés biologiques utilisés en AMP, mais aussi de la sécurité de leur utilisation pour la femme et l'enfant à naître ; il faut aussi vérifier la conformité de ces techniques aux principes généraux du droit français qui protègent le corps humain. Elles doivent ainsi être mises en œuvre dans le respect de la dignité de la personne, ce qui suppose de recueillir le consentement du couple qui s'engage dans une assistance médicale à la procréation et interdit toute pratique eugénique organisant la sélection des personnes et toute manipulation génétique dans le but de modifier la descendance de la personne. À ce titre, la loi s'oppose aussi à toute rémunération de ces pratiques et impose l'anonymat entre le couple receveur et le donneur de gamètes lorsque la stérilité du couple ne peut être surmontée qu'en ayant recours à des gamètes donnés par un tiers. Par ailleurs, la loi sanctionne expressément une forme particulière d'assistance à la procréation, celle qui consiste à recourir à l'aide d'une femme pour porter un enfant au bénéfice d'une personne inapte à la grossesse. On parle alors plus communément de « mères porteuses » ou de « gestation pour autrui ».

De surcroît, la loi recommande désormais de privilégier les procédés d'AMP qui permettent de limiter le nombre des embryons conservés. Le but poursuivi est clair, une fois cette recommandation rapprochée de l'autorisation de la vitrification des ovocytes : diminuer le nombre d'embryons surnuméraires congelés dont l'existence et le devenir posent de nombreux problèmes éthiques.

Le législateur, s'il a tardé à intervenir dans le champ de l'AMP, veille donc aujourd'hui à contrôler au plus près le développement et la mise en œuvre des différentes techniques disponibles.

Où les activités d'AMP peuvent-elles être pratiquées ?

Les activités cliniques et biologiques ne peuvent avoir lieu que dans des établissements de santé autorisés par les autorités sanitaires, à l'exception de l'insémination artificielle et de la stimulation ovarienne qui peuvent être mises en œuvre par des gynécologues dans leur cabinet de ville. Les praticiens exerçant des activités cliniques ou biologiques d'assistance médicale à la procréation doivent avoir une autorisation d'exercice délivrée par le directeur général de l'Agence de la biomédecine, pour une durée de cinq ans. Les centres d'AMP titulaires de l'autorisation sont tenus de déclarer à l'Agence régionale de santé (ARS) compétente et à l'Agence de la biomédecine le nom des praticiens agréés.

Exercer des activités d'AMP sans autorisation est passible de sanctions pénales (deux ans d'emprisonnement et 30 000 euros d'amende). En cas de violation du cadre légal ou réglementaire ou des conditions de fonctionnement fixées dans l'autorisation, la sanction est alors administrative : l'agrément des praticiens ou l'autorisation délivrée aux centres d'AMP peuvent être suspendus ou retirés.

Qui peut avoir accès **à ces techniques ?**

L'AMP est tenue comme une « réponse médicale à un problème médical ». La loi indique qu'elle « a pour objet de remédier à l'infertilité d'un couple ou d'éviter la transmission à l'enfant ou à un membre du couple d'une maladie d'une particulière gravité » (article L. 2141-2 du Code de la santé publique). Procéder à une AMP à des fins autres expose à des sanctions pénales sévères (cinq ans d'emprisonnement et 75 000 euros d'amende).

Il est donc exclu d'admettre des infertilités liées à l'orientation sexuelle ou à des choix de vie privée. La formulation de la loi a été modifiée en 2011 pour ne laisser aucun doute sur ce point et insister sur « le caractère pathologique de l'infertilité » qui doit être « médicalement diagnostiquée ». L'AMP en France s'inscrit expressément dans un cadre thérapeutique : même si elle ne permet pas de guérir la stérilité qui affecte l'un (ou les deux) membre(s) du couple, elle permet de contourner un dysfonctionnement physiologique de nature pathologique. Elle ne saurait constituer un mode alternatif de procréation, laissée à la convenance des individus, comme c'est notamment le cas au Royaume-Uni ou en Belgique. Dans ces pays, le respect du désir de chacun suffit à justifier le recours à l'aide médicale : l'AMP est conçue comme une réponse à la demande individuelle d'une femme, qu'elle soit stérile ou non, hétérosexuelle ou homosexuelle, seule ou vivant en couple. En France, en revanche, ce sont les indications médicales liées à la stérilité du couple qui sont déterminantes dans l'accès à l'AMP.

Dans la mesure où, en France, l'AMP sert à pallier une impossibilité de procréer naturellement, elle doit nécessairement se calquer sur le schéma de l'engendrement naturel. En conséquence, aux termes de la loi, le couple qui demande à bénéficier d'une procréation assistée doit être composé d'un homme et d'une femme, vivants, en âge de procréer, et doit consentir préalablement au transfert des embryons ou à l'insémination.

La loi réserve l'accès à l'AMP aux couples composés d'un homme et d'une femme. On en déduit l'interdiction du recours à l'AMP aussi bien pour les couples de même sexe que pour les célibataires. La différence des sexes reste la condition essentielle pour assimiler l'AMP au modèle commun de la filiation par procréation et assurer à l'enfant un double rattachement à ceux qui sont supposés l'avoir conjointement engendré.

En exigeant que les deux membres du couple soient vivants, la loi emporte l'interdiction de toute procréation *post mortem*. Cette interdiction a été mentionnée expressément à la suite de certaines affaires portées devant les tribunaux où l'épouse, devenue veuve, demandait la restitution des gamètes congelés avant le décès de son mari, ou l'implantation des embryons cryoconservés, afin d'accomplir leur projet parental. La loi précise que le décès de l'un des deux membres du couple fait obstacle à l'insémination ou au transfert des embryons.

De la même manière, la dissolution du couple parental (requête en divorce ou en séparation de corps, cessation de la communauté de vie) met un terme à la poursuite de l'AMP.

Depuis la réforme de 2011, il n'est plus nécessaire ni d'être marié ni de rapporter la preuve d'une quelconque durée de vie commune pour les couples non mariés, qu'il s'agisse de couples pacsés ou de simples concubins. Aucune condition de stabilité et de continuité du couple n'est donc plus exigée, mais l'équipe médicale devra néanmoins s'assurer qu'elle a bien affaire à un couple vivant sous le même toit. La loi continue en effet de préciser que la cessation de la communauté de vie fait obstacle à la poursuite du traitement.

La loi exige, pour finir, que le couple soit « en âge de procréer » sans donner de précision et sans faire de différence en droit entre l'homme et la femme. On sait bien pourtant que, dans les faits, l'horloge biologique ne tourne pas aussi vite pour les hommes que pour les femmes : la capacité à procréer des femmes diminue drastiquement avant 40 ans et, après 45 ans, les risques de complications obstétricales augmentent de manière significative, alors que les hommes peuvent avoir spontanément des enfants au-delà de 60 ans. C'est précisément la raison pour laquelle les difficultés à concevoir des femmes et leur demande d'accès à l'AMP sont souvent liées à leur âge, et non pas à une infertilité de nature pathologique, comme le requiert expressément la loi. On ne peut tout de même pas considérer que le vieillissement soit un phénomène pathologique ! Et pourtant l'augmentation de l'espérance de vie (84,8 ans pour les femmes en 2012, autrement dit presque le double de leur échéancier procréatif) et le recul constant de l'âge maternel au premier enfant (30 ans en France en 2010) transforment une évolution sociale en problème de santé publique.

En tout cas exiger que la femme soit « en âge de procréer », c'est aussi mettre l'accent sur l'impact de l'âge dans la réussite de l'assistance médicale à la procréation et dans l'obtention d'une grossesse. Contrairement à ce qui est encore souvent pensé, l'AMP ne permet pas de surmonter la barrière à la reproduction que constitue l'âge pour les femmes… sauf à recourir à un don de gamètes. C'est la raison pour laquelle un seuil précis est mentionné dans les textes qui délimitent la prise en charge par la Sécurité sociale des actes d'AMP (voir décision du 11 mars 2005 de l'Union nationale des caisses d'assurance maladie relative à la liste des actes et prestations pris en charge ou remboursés par l'assurance maladie) : la femme ne doit pas avoir plus de 43 ans. Une telle règle n'exclut pas que des femmes plus âgées puissent recourir à l'AMP, mais le couple devra alors assumer le coût des traitements. Aucune limite n'est en revanche fixée pour les hommes.

La limite du remboursement par la Sécurité sociale ne correspond pas nécessairement à la limite de prise en charge que se fixe l'équipe médicale : s'il est extrêmement rare que des traitements d'AMP soient commencés lorsque la femme a plus de 43 ans, ils peuvent néanmoins être poursuivis après cette date, notamment si des embryons congelés demeurent à disposition. En revanche, si la femme a moins de 43 ans, l'accord de l'équipe pour mettre en œuvre une AMP n'est pas pour autant garanti, surtout après 40 ans. Il n'y a pas de règle unifiée et les pratiques peuvent différer d'un centre à l'autre. La décision de l'équipe médicale dépendra du bilan d'infertilité du couple, et plus particulièrement de l'état de la réserve ovarienne de la femme, mais aussi de certains facteurs psychosociaux comme la qualité et l'équilibre de la relation de couple.

Concernant l'homme, en l'absence de toute limite fixée par des textes, même en matière de remboursement, les pratiques sont encore plus variables. Nombre de centres sont réticents à accepter la demande d'AMP du couple si l'homme a plus de 55 ans. Une fois que l'homme a dépassé 60 ans, un refus est très généralement opposé. Il reste que les situations où l'âge de l'homme ou de la femme peut faire hésiter à accepter de procéder à une AMP donnent lieu à des discussions en équipe pluridisciplinaire : des circonstances particulières peuvent exceptionnellement conduire à infléchir la limite d'âge que s'est habituellement fixée l'équipe médicale.

Le cadre exigé par la loi française pour accéder à l'AMP est supposé offrir la meilleure garantie de l'intérêt de l'enfant : la cellule naturelle formée par ses deux géniteurs est tenue pour être la structure la mieux adaptée à l'accueil de l'enfant. Le droit français considère encore que l'intérêt de l'enfant est d'avoir « un père et une mère, pas un de plus, pas un de moins ».

Témoignage de psychologue

C'est dans les situations extrêmes qu'on peut le plus clairement interroger son propre désir d'enfant et, en tant que soignant, tenter de comprendre. La force du désir peut être telle que le risque de perdre la vie ou d'aggraver la maladie ne suffit pas à faire renoncer. Je pense à une femme, mère de deux fils, qui avait une sclérose en plaques. Sa mère l'accompagnait aux visites médicales, elles sont venues ensemble me voir. La mère disait : « Il faut la convaincre de renoncer, elle risque trop gros, elle a déjà deux fils, veut-elle en faire des orphelins ? » La fille disait : « J'ai deux fils mais je veux encore un enfant, j'aurai peut-être la chance d'avoir une fille ; je n'ai plus envie de vivre si je ne peux pas encore une fois donner la vie. » Son désir a été plus fort que les réserves médicales, elle a eu un enfant et c'était une fille. Je ne sais pas où elle en est aujourd'hui ; ces rencontres qu'on peut avoir à l'hôpital sont fugaces mais précieuses car, devant un tiers bienveillant, cette femme a confirmé que rien ne l'arrêterait. Cela peut sembler fou mais exprime bien le désir, à la fois rationnel et irrationnel.

L'espoir de donner la vie à une fille est plus fort que la raison ; le souhait d'immortalité qu'on peut pointer dans le désir d'enfant fait que la peur de la mort est balayée. Et d'avoir eu la chance de réaliser ce vœu l'aidera peut-être à tenir dans des conditions que ce même désir a rendues plus difficiles.

Qui **décide** ?

Remplir les exigences légales ne suffit pas à assurer au couple que sa demande d'AMP sera accueillie, d'autant, comme on l'a vu, que la condition de l'âge reste insuffisamment définie par la loi, ce qui laisse place à des pratiques variables d'une équipe à l'autre. Indépendamment de l'incertitude sur la limite de l'âge, la loi réserve de manière générale une marge d'appréciation à l'équipe médicale avant de procéder à une AMP.

En effet, avant de mettre en œuvre l'AMP, les membres de l'équipe médicale pluridisciplinaire (médecins, biologistes, psychologues) du centre doivent rencontrer le couple pour l'informer sur le cadre légal et réglementaire de l'AMP, sur les différentes modalités techniques envisageables, leur taux de succès et d'échec, les risques et les contraintes qui y sont associés. La remise d'un dossier-guide doit compléter ces informations. Un mois après le dernier entretien, le couple doit réitérer sa demande par écrit. Ces entretiens sont aussi l'occasion de « vérifier la motivation du couple » et de lui rappeler la solution alternative offerte par l'adoption (article L. 2141-10 du Code de la santé publique).

La loi fait du médecin le gardien de l'intérêt de l'enfant à naître. En effet, il est prévu que le médecin puisse, après concertation au sein de l'équipe pluridisciplinaire, repousser la mise en œuvre de l'AMP en estimant qu'un « délai supplémentaire est nécessaire dans l'intérêt de l'enfant à naître ». Là où la loi n'envisage qu'un report, les règles de bonnes pratiques cliniques et biologiques en AMP permettent à l'équipe médicale de refuser la prise en charge dans les limites fixées par la loi et le code de déontologie (voir l'arrêté du 3 août 2010). Ce texte rappelle au médecin qu'il doit prendre en compte « les avantages et inconvénients des différentes investigations et thérapeutiques possibles » tout en se préoccupant de l'intérêt de l'enfant à venir. Le médecin peut donc parfois se trouver dans une position délicate entre respect du cadre réglementaire, assistance au couple stérile et responsabilité vis-à-vis du futur enfant.

Le cadre réglementaire autorise donc l'équipe médicale à faire valoir ses doutes sur l'opportunité de procéder à une AMP. La loi insiste néanmoins sur la nécessité, avant toute décision, d'une discussion approfondie et collective du cas problématique au sein de l'équipe pluridisciplinaire.

Qui **paye** ?

Parce que l'AMP est considérée comme une réponse médicale à un dysfonctionnement d'origine pathologique, on l'a souligné, les traitements, actes biologiques et cliniques qui y sont associés sont pris en charge par la solidarité nationale. Le cadre restrictif français de l'AMP est construit sur une logique médicale : une offre de soins égalitaire pour tous les couples affectés par l'infertilité. À ce titre, la France se singularise : elle est l'un des rares pays occidentaux où presque tous les coûts de l'AMP sont assumés par l'État. Si l'AMP est incluse dans la nomenclature des actes et prestations, la prise en charge par l'assurance maladie est de 100 %, à l'exception de certains actes biologiques hors nomenclature qui restent à la charge du couple (voir sous-chapitre 9-2 du chapitre 9 du livre II de la classification commune des actes médicaux). Rappelons tout d'abord que la femme ne doit pas avoir plus de 43 ans. Pour les inséminations artificielles, la limite de la prise en charge est de six, à raison d'une par cycle. Quatre tentatives de FIV peuvent être facturées pour l'obtention d'une grossesse (du recueil des ovocytes jusqu'au transfert des embryons in utero). Il faut comprendre que, en cas d'obtention d'une grossesse, si celle-ci ne conduit pas à la naissance d'un enfant vivant, une nouvelle tentative d'AMP peut être prise en charge.

Une demande d'entente préalable globale doit être déposée avant le début du traitement avec mention de la technique utilisée. Si cette technique change, il faut en informer sa caisse d'assurance maladie ; l'absence de réponse dans les trois semaines vaut accord. Depuis 2011, les personnes en situation irrégulière bénéficiant de l'aide médicale d'État ne peuvent plus avoir accès à l'AMP.

Chapitre 8
Les techniques d'AMP

La décision de s'engager dans une démarche d'assistance médicale à la procréation s'effectue entre une équipe d'AMP (médecins, biologistes, psychologues) et le couple. Les protocoles et les posologies des traitements d'AMP sont choisis selon les causes d'infertilité et les traitements antérieurs : simple stimulation ovarienne avec programmation des rapports sexuels, insémination intra-utérine, fécondation in vitro…

Une bonne compréhension des procédures, des effets secondaires, des taux de réussite est essentielle pour que cette prise en charge d'AMP soit efficace et se déroule le plus harmonieusement possible.

Les techniques d'AMP en fonction des causes d'infertilité identifiées par les examens

Techniques d'AMP	Causes d'infertilité
Insémination avec sperme de conjoint (IAC)	Infertilité inexpliquée Échec d'un traitement d'induction simple d'ovulation Risques viraux
	Infertilité féminine (cervicale-ovulatoire) Infertilité masculine modérée
Insémination avec sperme de donneur (IAD)	Stérilité masculine définitive
FIV et/ou ICSI	Infertilité inexpliquée Échec des inséminations Infertilité mixte Âge maternel Trompes utérines obstruées Anomalies du sperme

…/…

Fécondation in vitro sans micromanipulation	Infertilité féminine (tubaire, endométriose, ovulatoire)
Fécondation in vitro avec micromanipulation (ICSI)	Infertilité masculine sévère (OATS, certaines azoospermies)
Congélation de spermatozoïdes	Anomalies du sperme Avant une chirurgie des testicules ou de la prostate… Avant une chimiothérapie, une radiothérapie ou d'autres traitements stérilisants AMP en cas d'échecs de recueil de sperme, protocole de don d'ovocytes Vasectomie
Congélation d'ovocytes	Avant une chimiothérapie, une radiothérapie ou d'autres traitements stérilisants Échec de recueil de sperme Protocole de don d'ovocytes
Congélation d'embryons	Embryons « surnuméraires » après FIV/ICSI Échec de transfert d'embryons « frais » Avant un traitement stérilisant chez une femme vivant en couple Dans le cadre d'un don d'ovocytes

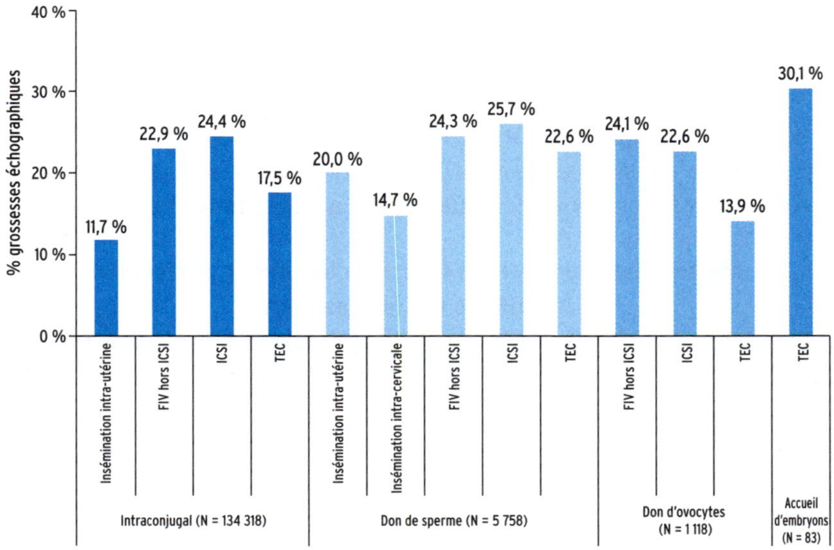

* Tentative : cycles d'insémination artificielle (IIU, IIC) ; ponction d'ovocytes (FIV, ICSI) ; transferts d'embryons congelés (TEC)
N = nombre de tentatives

Source : Agence de la biomédecine.

Pourcentages de grossesses vues à l'échographie après une tentative* d'AMP (2012)

Les traitements de **stimulation ovarienne** en cas d'AMP

Les traitements hormonaux cherchent à compenser une « hypofertilité » du couple en synchronisant la rencontre et la fécondation des gamètes. Les médicaments les plus souvent utilisés chez la femme se divisent schématiquement en quatre catégories selon leur action :

- blocage de l'hypophyse ;
- induction d'ovulation : production contrôlée d'ovocytes matures ;
- déclenchement d'ovulation ;
- soutien de la phase lutéale.

Ils peuvent être utilisés seuls ou bien être partie intégrante des autres techniques d'AMP, avec un protocole variable suivant les techniques et les centres.

Le blocage **de l'hypophyse**

Dans le cadre d'une assistance médicale à la procréation de type fécondation in vitro (FIV), la stimulation des ovocytes entraîne une production d'œstrogènes, proportionnellement à leur nombre. Or, le taux d'œstrogène, à une certaine valeur seuil, entraîne le pic de LH responsable du déclenchement de l'ovulation. Cette valeur seuil d'œstrogènes est rapidement obtenue sous traitement de stimulation alors que les ovocytes ne sont pas « matures » pour être fécondés. Il est donc indispensable de bloquer le déclenchement de l'ovulation. La sécrétion de FSH par l'hypophyse s'en trouve également bloquée. Il est ainsi possible de contrôler la maturation des follicules par un apport approprié de FSH.

Deux catégories de molécules à l'efficacité comparable, des agonistes et des antagonistes de la GnRH, sont utilisées pour bloquer la sécrétion de LH par l'hypophyse.

Les agonistes de la GnRH

Ces molécules « pseudo » identiques à la GnRH agissent de façon similaire. Elles se fixent sur les récepteurs de la GnRH au niveau de l'hypophyse. Après une phase de stimulation de FSH/LH par l'hypophyse (effet *flare-up*), leur injection stoppe la libération de FSH et de LH par l'hypophyse, mettant ainsi au repos les ovaires qui ne produisent plus d'œstrogènes. Les molécules appartenant à cette catégorie de médicaments sont :

- la triptoréline (Décapeptyl®), administrée par injection sous-cutanée ;
- la buséréline (Supréfact®), administrée par injection sous-cutanée ;
- la nafaréline (Synarel®), administrée par pulvérisation nasale.

Les antagonistes de la GnRH

Ils bloquent directement les récepteurs de la GnRH au niveau de l'hypophyse, inhibant ainsi rapidement et sans délai la sécrétion de FSH et de LH par l'hypophyse. Contrairement aux agonistes, on n'observe pas d'étape de stimulation initiale. Les molécules appartenant à cette catégorie de médicaments sont :

- le ganirélix (Orgalutran®), administrée par injection sous-cutanée ;
- le cétrorélix (Cétrotide®), administrée par injection sous-cutanée.

La **production d'ovocytes matures** par induction d'ovulation

Deux catégories de molécules sont utilisées dans ce but, les gonadotrophines FSH et LH, et les anti-œstrogènes selon les protocoles d'une simple stimulation ovarienne ou ceux d'une AMP.

La FSH

La FSH, administrée de manière continue en première partie de cycle, pendant la phase folliculaire, stimule la croissance des ovocytes. L'injection se fait par voie sous-cutanée, une fois par jour, à partir des premiers jours du cycle et jusqu'au moment du déclenchement de l'ovulation. La FSH est disponible sous trois formes :

- la FSH urinaire purifiée (Fostimon®), administrée par voie sous-cutanée ;
- la FSH recombinante, c'est-à-dire produite par génie génétique (Gonal-F®, Puregon®), administrée par voie sous-cutanée ;
- la FSH à activité prolongée (7 jours, Elonva®), administrée uniquement dans le cadre des protocoles FIV.

La LH

Son mécanisme d'action, lorsqu'elle est administrée au début de la phase folliculaire, n'a pas encore été complètement éclairci. Elle est parfois indiquée pour les femmes produisant des taux de LH très faibles. La LH recombinante, la lutropine α (Luvéris®), est administrée par voie sous-cutanée à raison d'une injection par jour, en association avec la FSH.

La combinaison de FSH et LH

Une combinaison de follitropine α et de lutropine α (Pergoveris®) est administrée par voie sous-cutanée selon les protocoles et les équipes médicales d'AMP.

Les gonadotrophines urinaires (HMG)

Les gonadotrophines urinaires humaines post-ménopausiques ont une activité FSH prédominante et une activité LH accessoire. Leurs effets sont comparables à ceux de la FSH recombinante, mais avec un coût environ quatre fois moindre. La ménotropine (Ménopur®) est utilisée dans les mêmes indications et à la même posologie que la FSH recombinante, par voie sous-cutanée ou intramusculaire.

Les anti-œstrogènes

En bloquant les récepteurs aux œstrogènes au niveau de l'hypothalamus, ces molécules élèvent les taux de la GnRH puis de la FSH, ce qui entraîne la maturation des follicules au niveau ovarien. Le citrate de clomifène (Clomid®, Pergotime®) est administré par voie orale.

La pompe à GnRH

Inducteur de l'ovulation, l'acétate de gonadoréline (Lutrelef®) est un décapeptide de synthèse identique à la GnRH naturelle sécrétée de façon rythmique par l'hypothalamus. Son administration entraîne une stimulation de la sécrétion gonadotrope et la libération de LH et de FSH. Elle est prescrite en cas d'absence d'ovulation d'origine hypothalamique. Il s'agit d'un traitement très onéreux et très lourd, puisqu'il est administré par une mini-pompe portable.

Le déclenchement de l'ovulation

Pour déclencher l'ovulation en fin de phase folliculaire, deux molécules peuvent être utilisées.

L'HCG (gonadotrophine chorionique humaine)

La gonadotrophine chorionique d'origine placentaire à activité LH entraîne le déclenchement de l'ovulation des follicules matures :

- l'HCG urinaire (Gonadotrophine Chorionique Endo®) est administrée par voie intramusculaire ;
- l'HCG recombinante ou choriogonadotrophine α (Ovitrelle®) est administrée par voie sous-cutanée en injection unique.

La LH recombinante

La lutropine α (Luvéris®), molécule plus physiologique (c'est la LH qui déclenche l'ovulation dans un cycle naturel), présente un risque d'hyperstimulation plus faible par rapport à l'HCG. Cependant, du fait de son coût élevé, ce produit est plutôt destiné aux femmes présentant un risque d'hyperstimulation ovarienne.

Le soutien de la **phase lutéale**

La progestérone et ses dérivés (dihydrogestérone et progestérone micronisée) miment l'activité de la progestérone endogène, produite par l'organisme. Le soutien lutéal par progestérone est proposé après une induction d'ovulation afin d'améliorer la nidation de l'embryon dans l'utérus :

- la dihydrogestérone (Duphaston®) est administrée par voie orale ;
- la progestérone micronisée (Utrogestan®, Estima®, Ménaelle® ou leurs génériques) est administrée par voie orale ou vaginale.

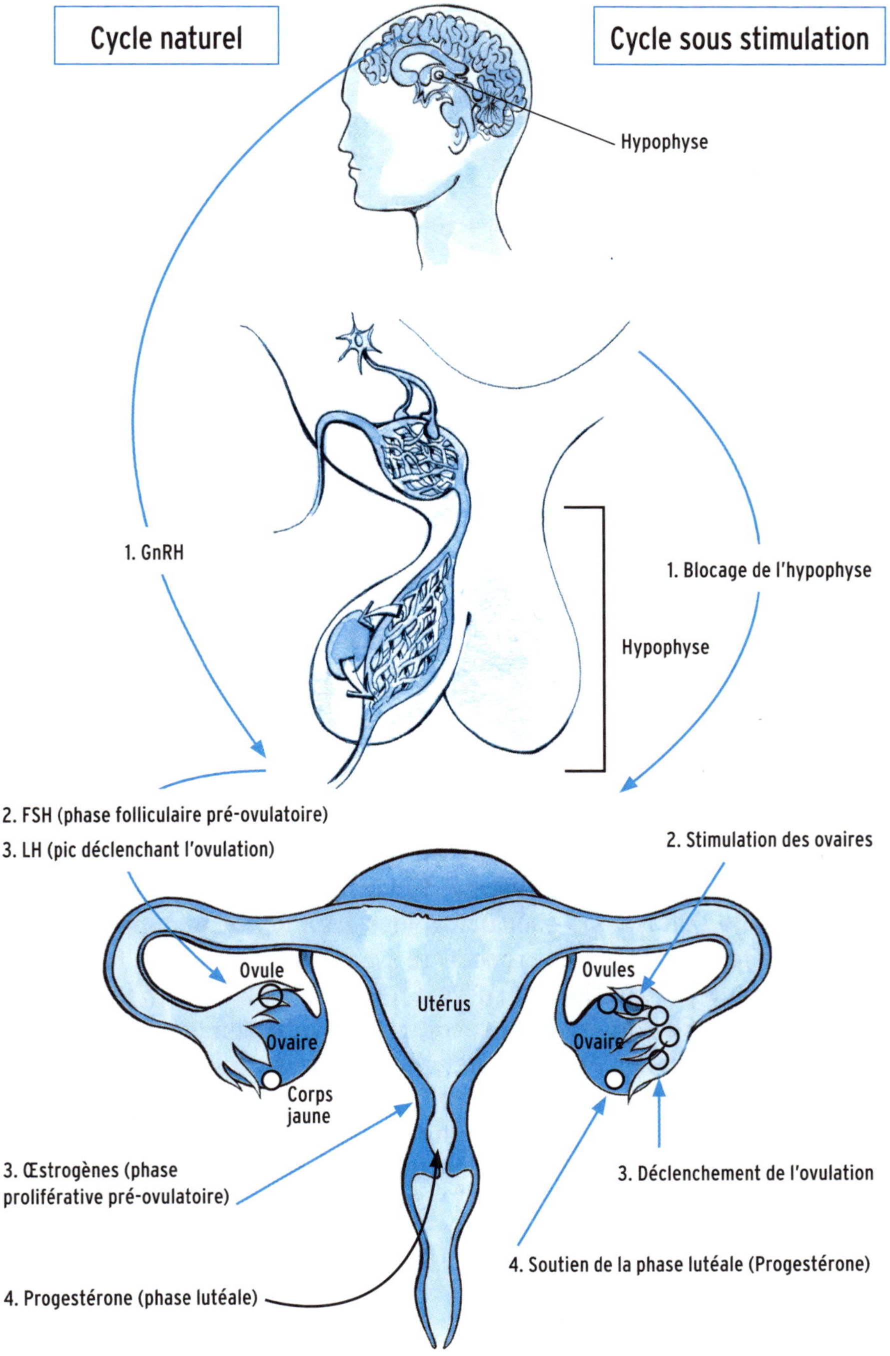

Schématisation des étapes d'un cycle sous stimulation hormonale comparé au cycle naturel

Témoignage de psychologue

Quand on accompagne les couples tout au long de ce « parcours du combattant » qu'est l'AMP, on constate que l'impossibilité de donner la vie de façon « naturelle », grâce au rapport fécondant, mûrit les gens, les amène à penser leur désir de devenir parents, à trouver le sens de la paternité, de la maternité. Comme si la transmission de l'espèce et la transmission de l'histoire personnelle ou familiale devaient être assumées en même temps.

D'ailleurs, ils disent : « Nous avons tant d'amour à donner », « Pourquoi travailler et accumuler du bien ? » ; mais aussi : « Tout le monde a des enfants dans la famille », « Mon mari va me quitter si je n'ai pas d'enfant ». Il s'agit d'être conforme à l'idée qu'on se fait d'une famille. Et quand le corps résiste et que c'est difficile pour une femme d'être enceinte, on voit s'installer un besoin d'enfant qui devient impérieux.

L'insémination **intra-utérine (IIU)**

L'insémination intra-utérine (IIU) est proposée depuis plusieurs décennies dans la prise en charge de l'infertilité. Elle consiste à déposer dans l'utérus les spermatozoïdes les plus fécondants, au moment le plus propice à une rencontre avec l'ovocyte. Pour ce faire, on associe une préparation de sperme à une stimulation légère de l'ovulation (l'ovulation étant ainsi contrôlée médicalement). Il peut s'agir de spermatozoïdes du partenaire (insémination artificielle avec le sperme de conjoint ou IAC) ou de spermatozoïdes fournis par une banque de sperme CECOS (insémination artificielle avec don de sperme ou IAD). Près de 55 000 inséminations sont réalisées chaque année en France.

Le cas particulier de l'**insémination cervicale**

Elle consiste à déposer le sperme (non préparé) au niveau du col de l'utérus. Ce type d'insémination peut être proposé à des femmes jeunes dont l'ovulation est normale en cas d'utilisation de sperme de donneur ou d'impossibilité de rapports sexuels, par exemple en raison d'une malformation masculine. Cette insémination est rarement associée à une stimulation de l'ovulation. Ses indications sont donc assez restrictives et le taux de grossesse est globalement inférieur à celui obtenu avec les inséminations intra-utérines.

Quelles sont **les indications ?**

L'insémination intra-utérine nécessite :

- chez la femme, des taux normaux des hormones FSH, œstradiol et AMH, un nombre suffisant de follicules antraux, d'une taille comprise entre 5 et 9 mm, témoins d'une bonne réserve ovarienne, et une ou deux trompes perméables ;
- chez l'homme, un nombre de spermatozoïdes mobiles d'après les tests de migration et de survie. Il faut en effet un minimum de 500 000 à 1 million de spermatozoïdes mobiles et normaux à inséminer pour obtenir d'une grossesse.

L'équipe médicale peut proposer une insémination dans les cas suivants :

- Une infertilité d'origine inexpliquée, lorsque le bilan d'infertilité n'a mis en évidence aucune anomalie féminine ou masculine. L'insémination artificielle permet alors d'optimiser la fécondité du couple en agissant à la fois sur la fertilité masculine par l'amélioration de la qualité des spermatozoïdes et le passage du col cervical, et sur la fertilité féminine par l'optimisation de la stimulation ovarienne et la synchronisation de la rencontre ovocytes-spermatozoïdes. En cas d'infertilité inexpliquée, l'association de la stimulation de l'ovulation avec une insémination est plus efficace que la stimulation de l'ovulation suivie de rapports sexuels.
- Les troubles de l'ovulation (voir chapitre 3).
- Un obstacle cervical au passage des spermatozoïdes. En cas d'anomalie du col de l'utérus ou de la glaire, l'insémination artificielle

permet de contourner l'obstacle de la glaire cervicale ou des anomalies au niveau du col utérin montrées par un test post-coïtal ou test de Hühner anormal.

- Une oligo-asthéno-tératozoospermie (OATS) modérée. Les hypofertilités d'origine spermatique représentent une indication fréquente d'insémination intra-utérine. Seules les hypofertilités masculines modérées peuvent bénéficier de cette technique.
- Les troubles de l'éjaculation. Certains ne permettent pas des rapports sexuels suffisants. Les causes les plus fréquentes sont une malformation telle que l'hypospadias, des lésions neurologiques comme une paraplégie ou une tétraplégie, une éjaculation rétrograde et l'impuissance.
- Les endométrioses à trompes saines. L'insémination artificielle est recommandée en cas d'endométriose modérée.
- Les risques viraux, en cas d'infection virale transmissible sexuellement, HIV, hépatite B et C, par traitement du sperme.

Comment se passe **une insémination ?**

La stimulation des ovaires

L'insémination artificielle peut s'effectuer soit sur un cycle naturel, soit sur un cycle stimulé. L'objectif de la stimulation ovarienne est d'obtenir un développement folliculaire et une ovulation de qualité. Elle s'effectue par l'administration d'hormones (voir p. 90 et 124) par voie orale ou sous-cutanée. Le déroulement du cycle est surveillé par une échographie pelvienne qui mesure le nombre de follicules potentiels et l'épaisseur de l'endomètre, et par des dosages hormonaux qui évaluent les taux de LH, de progestérone et d'œstradiol. Cette surveillance permet de réajuster le traitement hormonal afin d'éviter les risques d'hyperstimulation et de grossesse multiple. La fréquence des échographies et du bilan sanguin hormonal dépend de la réponse des ovaires à la stimulation. Une réponse insuffisante ou trop importante (risque d'une grossesse multiple) peut amener à interrompre le traitement.

L'intérêt d'une stimulation par rapport à un cycle naturel spontané, chez les femmes qui ont une ovulation spontanée de bonne qualité, réside dans la présence de deux follicules, qui augmente considérablement les chances de succès. De plus, la stimulation permet de mieux contrôler le moment de l'ovulation et de synchroniser la rencontre ovocytes-spermatozoïdes.

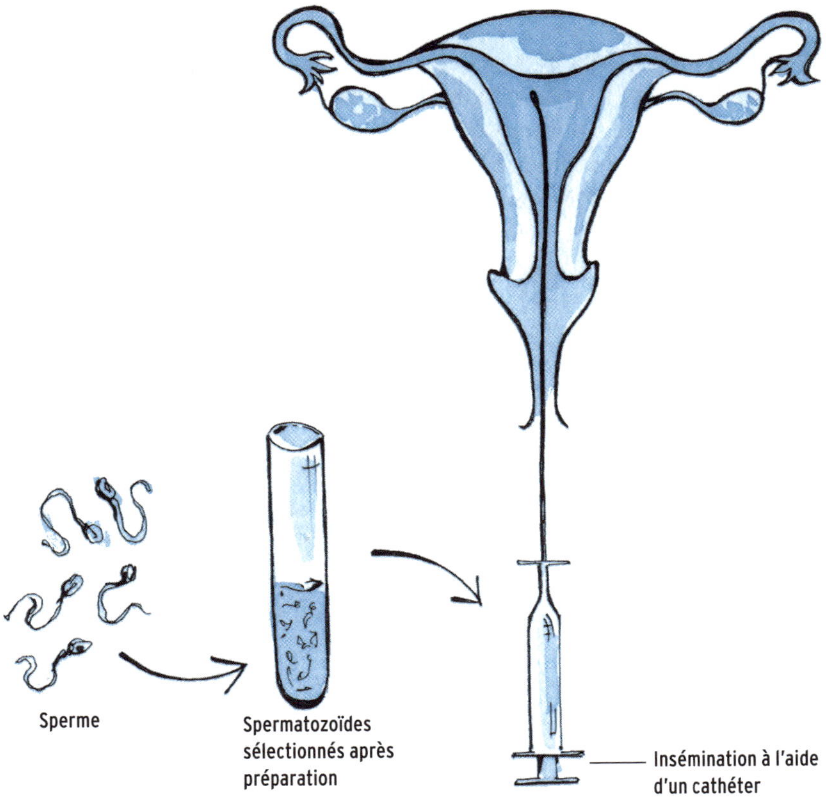

Insémination intra-utérine

Le déclenchement de l'ovulation

L'objectif du déclenchement est un meilleur contrôle du moment de l'ovulation afin de mieux programmer l'insémination. L'équipe médicale le déclenche quand :

- au moins un à deux follicules de taille satisfaisante sont visibles à l'échographie ;
- l'épaisseur de l'endomètre est adéquate à l'échographie ;
- le taux d'œstradiol (E2) est devenu suffisant, sans pic de LH ni de taux de progestérone significatif.

L'ovulation est provoquée soit par l'injection sous-cutanée d'une ampoule de choriogonadotropine α (Ovitrelle®), soit par l'injection en intramusculaire d'une ampoule d'HCG urinaire (Gonadotrophines Chorioniques Endo®).

La sélection des spermatozoïdes dans le cadre d'une insémination

Le but de la préparation biologique du sperme est de séparer les spermatozoïdes du liquide séminal, qui peut contenir des molécules responsables de contractions utérines, d'éliminer les débris cellulaires et de sélectionner la population de spermatozoïdes la plus mobile de l'éjaculat. Cette population de spermatozoïdes est considérée comme étant la plus apte à féconder l'ovocyte.

Après vérification du bilan clinique et biologique demandé dans le cadre réglementaire (arrêté du 3 août 2010), les spermatozoïdes du partenaire sont recueillis au laboratoire agréé dans un récipient adéquat par masturbation, après une abstinence de deux à cinq jours. Comme pour toute AMP, le recueil de sperme doit obligatoirement être fait dans un local dédié du laboratoire. Les spermatozoïdes peuvent parfois être issus de paillettes de sperme cryoconservées (congelées) avant une maladie ou un traitement potentiellement stérilisant tel qu'une chimiothérapie ou une radiothérapie, ou provenir d'un donneur.

Les spermatozoïdes les plus mobiles sont sélectionnés par différents procédés. Les meilleurs taux de grossesse sont obtenus lorsque le nombre de spermatozoïdes mobiles progressifs inséminés (NSMI) est compris entre 1 million et 10 millions. Il n'existe pas de différence significative entre le sperme frais ou le sperme congelé dès lors que l'on insémine au moins 1 million de spermatozoïdes mobiles. La préparation du sperme à inséminer ne peut avoir lieu que dans des laboratoires de biologie médicale ayant reçu un agrément spécifique par les autorités compétentes (ARS). La liste de ces laboratoires autorisés réactualisée se trouve sur le site de l'Agence de la biomédecine (ABM).

La préparation des spermatozoïdes se fait par une succession de migrations et/ou lavages par centrifugation du sperme. Cette procédure prend en moyenne une heure. La procédure est toujours la même, que le sperme soit celui d'un donneur (IAD) ou du conjoint (IAC). En accord avec les résultats des publications médicales internationales, il est considéré que les possibilités de grossesse existent avec cette technique lorsqu'il y a plus d'un million de spermatozoïdes mobiles (d'une manière progressive) dans l'échantillon inséminé. C'est pourquoi il pourra vous être demandé un deuxième recueil de sperme si ce seuil n'est pas atteint. Les deux prélèvements de sperme seront alors réunis avant d'être préparés puis inséminés.

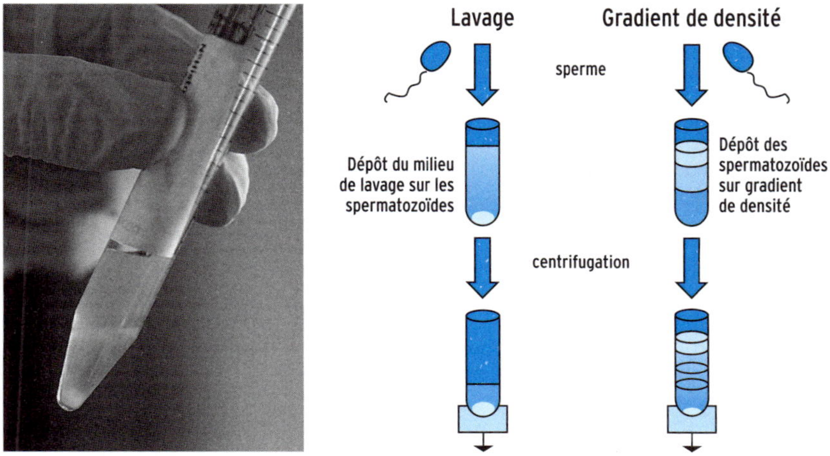

Préparation du sperme

L'insémination

L'insémination est réalisée dans les 36 heures après le déclenchement de l'ovulation. La préparation des spermatozoïdes est déposée dans un cathéter d'insémination à usage unique. Les spermatozoïdes sont inséminés dans la cavité utérine par voie naturelle. L'insémination est un acte clinique qui ne nécessite pas d'hospitalisation ni d'arrêt de travail. Ce geste simple et indolore ne demande ni anesthésie ni prémédication. Quelques minutes de repos sont suffisantes après l'insémination intra-utérine. Celle-ci peut avoir lieu au sein d'un centre AMP, celui-là même qui aura préparé le sperme, ou au sein du cabinet du gynécologue. Des kits de transport seront alors proposés pour éviter les variations de température.

Idéalement, l'insémination doit avoir lieu dans l'heure qui suit la fin de la préparation du sperme. Après la pose d'un spéculum, un tube très souple (cathéter) contenant la suspension de spermatozoïdes à inséminer est introduit doucement dans la cavité utérine. Ce geste clinique dure quelques minutes. Vous pouvez reprendre ensuite immédiatement vos habitudes de vie.

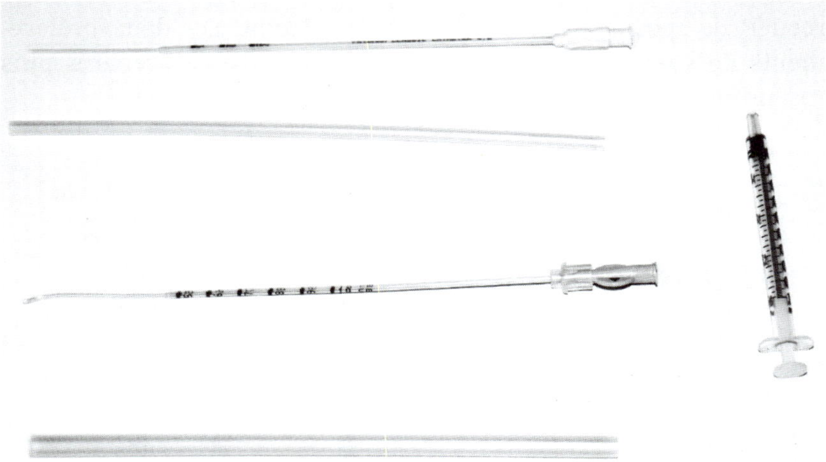

Cathéter d'insémination (sperme et embryon)

Quelles sont les **chances de réussite ?**

Le taux d'obtention d'une grossesse peut varier de 0 à 25 % par cycle de traitement. Il dépend de l'âge de la femme, de l'origine de l'infertilité, des techniques de préparation du sperme et de stimulation de l'ovulation. Les meilleurs résultats sont obtenus dans les infertilités d'origine cervicale. L'ABM, Agence de la biomédecine, dont une des fonctions consiste à suivre, à évaluer et, le cas échéant, à contrôler les activités médicales et biologiques des centres agréés dans le cadre de l'AMP, indique un taux de grossesse de 11,7 % pour les IAC et de 20 % pour les IAD. Le taux d'accouchement est respectivement de 9,5 % et de 16,3 %.

Moyenne générale des résultats de l'ensemble des centres d'AMP agréés pour l'année 2012

	Tentatives	Grossesses échographiques	Accouchements et % par tentative	Enfants nés
Inséminations (IIU) Sperme du conjoint	54 390	6 736	5 480 (10,07 %)	5 939

Source : Agence de la biomédecine. Chaque centre pris indépendamment peut avoir des taux de réussite très différents de la moyenne générale. Ces taux peuvent varier, par exemple, en fonction du type de recrutement des couples effectué par chaque centre, ce qui n'apparaît pas dans des statistiques globales.

Taux de grossesse selon l'origine d'infertilité (2012)

Origine de l'infertilité	Taux de grossesse par cycle
Cervicale	20 %
Inexpliquée	14 %
Masculine légère	15,7 %
Endométriose	14 %
Mixte (F+H)	11,7 %

Source : Agence de la biomédecine.

La grande majorité des grossesses surviennent dans les trois ou quatre premiers cycles d'insémination avec stimulation ovarienne. En l'absence de grossesse à l'issue de ces premiers cycles, votre médecin décidera de la poursuite de votre prise en charge en IIU ou bien d'un changement de thérapeutique en faveur de la FIV. La loi de bioéthique recommande de ne pas faire plus de six inséminations avant d'envisager une autre technique d'AMP. La CPAM (caisse primaire d'assurance maladie) prend en charge le remboursement de six tentatives d'IIU.

Après 38 ans, le taux de grossesse est presque divisé par deux. Il faut mieux alors s'orienter directement vers la FIV.

Âge des femmes lors d'une insémination artificielle intra-utérine avec les spermatozoïdes du conjoint (2012)

Âge à l'insémination	Nombre de femmes	Pourcentage
< 30 ans	13 460	25,8
30 - 34 ans	18 754	35,9
35 - 37 ans	8 658	16,6
38 - 39 ans	4 771	9,1
40 - 42 ans	5037	9,6
> 43 ans	1 549	3,0
Total renseigné	52 229	100

Source : Agence de la biomédecine, 2012.

Quels sont les risques **d'une insémination** ?

Les risques et/ou les complications sont essentiellement liés à la stimulation ovarienne. L'hyperstimulation peut être responsable de douleurs abdomino-pelviennes, de vomissements, d'hypotension. Il peut aussi en résulter une grossesse multiple et ses conséquences, prématurité ou fausse couche…

L'essentiel à retenir pour une insémination

- L'insémination est un acte d'assistance médicale à la procréation.
- Les résultats sont meilleurs avec une stimulation et un déclenchement de l'ovulation.
- Le sperme doit toujours être préparé dans un laboratoire agréé.
- Il faut inséminer au minimum un million de spermatozoïdes mobiles.
- S'il y a moins d'un million de spermatozoïdes mobiles après préparation, il est préférable de recourir à la fécondation in vitro.
- Le taux de grossesse est fonction de l'âge, du nombre de spermatozoïdes inséminés et de l'indication de l'insémination.
- Six tentatives sont remboursées par la CPAM.

La **fécondation in vitro** (FIV)

Louise Brown, le premier « bébé-éprouvette » au monde, est née en 1978 en Grande-Bretagne (Dr Edwards, Dr Steptoe). Amandine est le premier enfant né par FIV en 1982 en France (Pr Frydman et Dr Testart). La fécondation in vitro a induit une véritable révolution dans le traitement de la stérilité et dans la biologie de la reproduction.

Lors d'un rapport sexuel, des millions de spermatozoïdes éjaculés dans le vagin migrent vers les trompes pour atteindre l'ovocyte et le féconder. Seuls quelques spermatozoïdes réussissent à traverser la glaire ou mucus cervical et un seul pénètre dans l'ovocyte. La fécondation in vitro ou extracorporelle consiste à reproduire au laboratoire ce qui se passe naturellement dans les trompes : la fécondation et les premières étapes du développement embryonnaire. La stimulation des ovaires permet le développement de plusieurs follicules qui sont prélevés, juste avant l'ovulation, pour recueillir plusieurs ovocytes ou ovules. Ces ovocytes prélevés sont mis en contact avec les spermatozoïdes du conjoint ou d'un donneur. Au bout de 48 heures, des embryons obtenus à deux ou quatre cellules sont alors replacés dans l'utérus où ils pourront effectuer leur nidation.

Quelles sont **les indications** ?

En France, la fécondation in vitro est encadrée par la loi de bioéthique. Elle est réservée aux couples hétérosexuels mariés ou vivants en concubinage depuis plus de deux ans. La conjointe doit être âgée de moins de 43 ans au moment de la tentative de fécondation in vitro, sous réserve du bilan clinique et biologique. L'âge « raisonnable » pour le conjoint est estimé à moins de 55 ans, à condition que les examens aient montré une qualité de sperme compatible avec une tentative d'AMP. Dans ces conditions, les caisses d'assurance maladie prennent en charge la totalité des frais jusqu'à quatre tentatives de FIV (ponction folliculaire) pour l'obtention d'une grossesse.

La fécondation in vitro peut être proposée d'emblée devant un diagnostic d'infertilité du couple ou après l'échec de traitements d'induction de l'ovulation, d'inséminations intra-utérines, d'un traitement chirurgical gynécologique… La décision de prendre en charge le couple par fécondation in vitro est prise au sein d'une équipe d'AMP : gynécologues, biologistes, psychologues… après les différentes investigations nécessaires. Les principales indications sont les suivantes :

- L'âge féminin. C'est un facteur essentiel puisque la fertilité féminine chute sévèrement à partir de 37 à 38 ans.
- Les anomalies tubaires (des trompes utérines). C'est dans la partie distale de la trompe que se fait la fécondation entre ovocytes et spermatozoïdes. La trompe peut être obstruée à la suite d'une infection, de séquelles inflammatoires ou cicatricielles liées à des lésions d'endométriose ou à une chirurgie pelvienne antérieure.
- Les infertilités d'origine masculine : infertilité modérée après l'échec des autres traitements tels que les inséminations avec le sperme du conjoint ; infertilité sévère lorsque les critères de numération, de mobilité ou de pourcentage de formes morphologiques typiques laissent peu de chances de succès aux autres traitements ; azoospermie (absence de spermatozoïdes dans l'éjaculat) lorsque des prélèvements des testicules ou de l'épidydime ont permis un recueil de spermatozoïdes.
- L'échec des traitements médicaux d'anomalies d'ovulations ou de glaire… Il faut d'abord traiter avec des hormones spécifiques les troubles de l'ovulation et les anomalies de la glaire cervicale… Ce n'est qu'en cas d'échec de ces traitements que la FIV peut être justifiée.

■ Les infertilités inexpliquées. La FIV peut être un recours après échec des autres traitements.

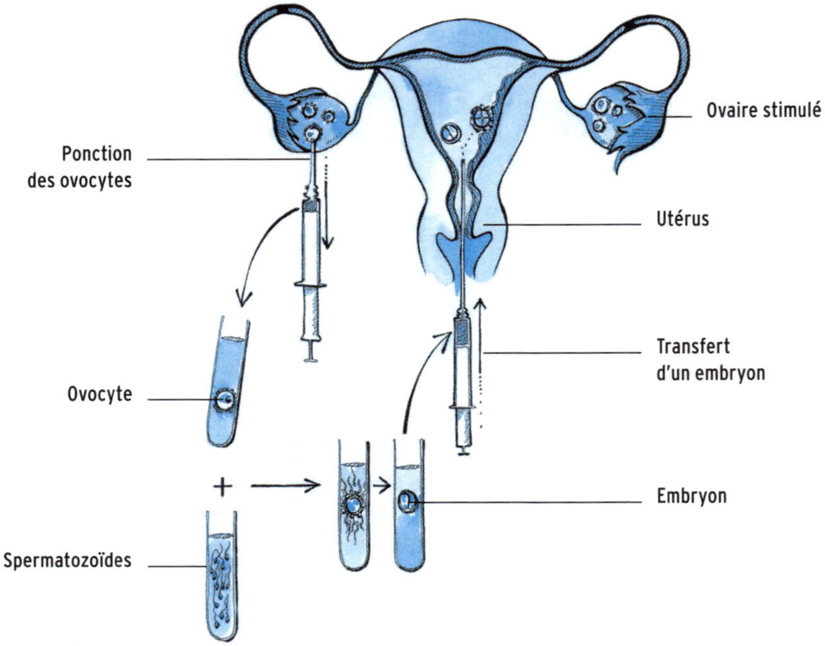

La fécondation in vitro

Quelles sont les **différentes techniques** de **fécondation in vitro ?**

La FIV classique

Elle reproduit au laboratoire ce qui se passe naturellement dans les trompes. Chaque ovocyte est mis en présence d'un nombre suffisant de spermatozoïdes mobiles. En général, un seul de ces spermatozoïdes parvient à traverser la zone pellucide, à atteindre la surface de l'ovocyte et à pénétrer dans l'ovocyte : c'est la fécondation. La mobilité et la morphologie du spermatozoïde et la qualité des ovocytes sont des paramètres indispensables pour assurer le succès de la fécondation in vitro classique.

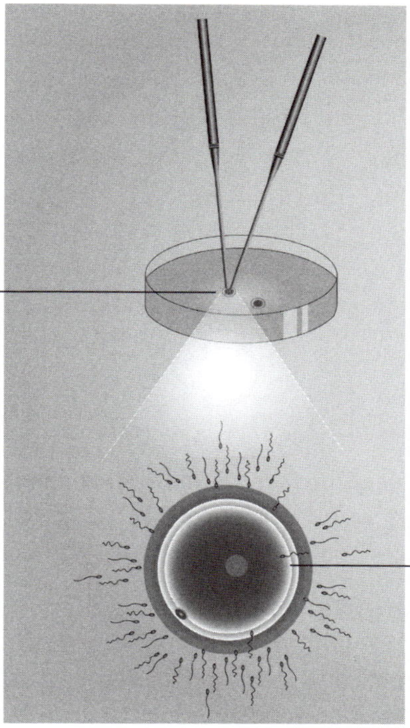

La FIV classique

La FIV-ICSI

L'ICSI (injection intracytoplasmique ou *intracytoplasmic sperm injection*) consiste à injecter un spermatozoïde *unique* directement dans le cytoplasme de l'ovocyte mature. Il s'agit d'une intervention très délicate, même entre des mains très expertes. Complément de la fécondation in vitro conventionnelle, la FIV-ICSI se justifie dans les situations où il est difficile d'obtenir du partenaire masculin une quantité et une qualité de spermatozoïdes suffisantes. Les étapes précédant et suivant l'insémination – stimulation ovarienne, ponction folliculaire et transfert des embryons – sont exactement les mêmes ; seule la technique de fécondation varie. Cette technique permet d'obtenir un taux plus élevé de fécondation par rapport à la FIV classique. Elle est employée face à :

- une altération sévère du sperme ;
- certaines azoospermies (absence totale de spermatozoïdes dans l'éjaculat) pour lesquelles il est parfois possible de prélever chirurgicalement les spermatozoïdes au niveau de l'épididyme ou du testicule ;
- l'échec inexpliqué d'une fécondation à l'issue d'une tentative de fécondation in vitro (FIV) classique.

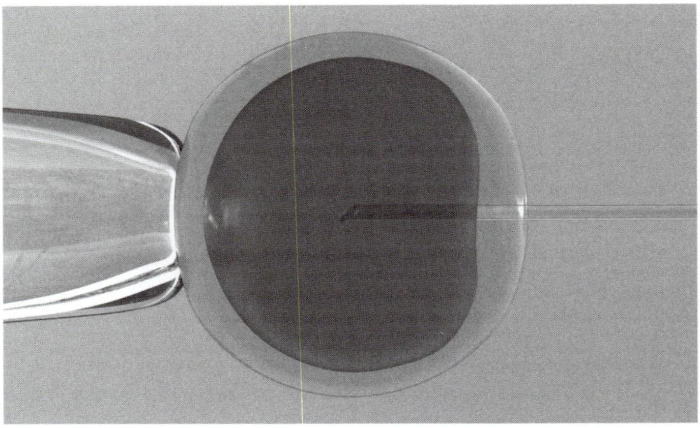

ICSI : micro-injection d'un spermatozoïde dans le cytoplasme d'un ovocyte

Le diagnostic préimplantatoire (DPI)

Le diagnostic préimplantatoire (DPI) est proposé aux couples qui risquent de transmettre à leur enfant une maladie génétique extrêmement grave. Il permet de réaliser un diagnostic génétique sur un embryon, obtenu par fécondation in vitro, avant le transfert dans l'utérus, pour débuter une grossesse avec un embryon non atteint de la maladie recherchée. Il ne faut pas le confondre avec le diagnostic prénatal, réalisé pendant la grossesse, qui permet de détecter des affections graves du fœtus.

La première naissance obtenue à l'issue d'un DPI a eu lieu en 1990. En France, cette technique est autorisée depuis 1999. Sa pratique est encadrée par la loi de bioéthique du 6 août 2004 modifiée le 7 juillet 2011.

Les centres de **diagnostic préimplantatoire**

Quatre centres sont aujourd'hui habilités par l'Agence de la biomédecine à pratiquer le diagnostic préimplantatoire :

- le centre de Paris-Clamart ;
- le centre de Montpellier ;
- le centre de Strasbourg ;
- le centre de Nantes.

Comment se passe **la FIV** ?

La plupart des étapes sont communes aux différentes techniques de fécondation in vitro.

La stimulation des ovaires

L'objectif du traitement hormonal administré par injection est d'obtenir le développement simultané de plusieurs follicules et de pouvoir prélever des ovocytes avant une ovulation spontanée. Ce traitement est surveillé par des échographies pelviennes et des dosages hormonaux (LH, œstradiol, progestérone), afin d'ajuster la dose et la durée du traitement.

Lorsque les follicules sont matures, le médecin déclenche l'ovulation à un moment précis, ce qui détermine aussi l'horaire de la ponction folliculaire. Le choix du protocole, long ou court, dépend du centre AMP et de votre profil médical. Les traitements de stimulation (voir page 123) consistent à :

- bloquer les ovaires et le risque d'ovulation spontanée avec des agonistes ou analogues de la GnRH (Décapeptyl®…), des antagonistes de la GnRH (Cétrotide®, Orgalutran®) ou une contraception orale ;
- stimuler l'ovulation pour obtenir des follicules matures avec la FSH seule, urinaire ou recombinante (Gonal-F®, Puregon®, Fostimon®…) ; il est impératif que les injections aient lieu toujours à la même heure (± 1 à 2 heures) ;
- déclencher l'ovulation à l'horaire fixé avant une ovulation spontanée avec l'hormone HCG ou un équivalent (Gonadotrophines Chorioniques Endo®, Ovitrelle®).

Le médecin ponctionne, sous anesthésie locale ou générale, chaque follicule visualisé à l'échographie pelvienne avec une aiguille adaptée et en aspire le contenu dans une seringue, 36 heures après le déclenchement hormonal de l'ovulation. Les liquides folliculaires contenant les ovocytes sont transmis au laboratoire. Le biologiste analyse le liquide folliculaire à la recherche d'ovocytes. Le nombre d'ovocytes recueilli varie selon de très nombreux paramètres : âge de la femme, réponse ovarienne, type de stimulation, etc. Le nombre moyen d'ovocytes par recueil se situe entre 5 et 10 ovocytes. Tous les follicules ne contiennent pas forcément un ovocyte, et tous les ovocytes ne sont pas matures pour être fécondables.

La ponction folliculaire est suivie d'un traitement par progestérone pour favoriser l'implantation de l'embryon dans l'utérus.

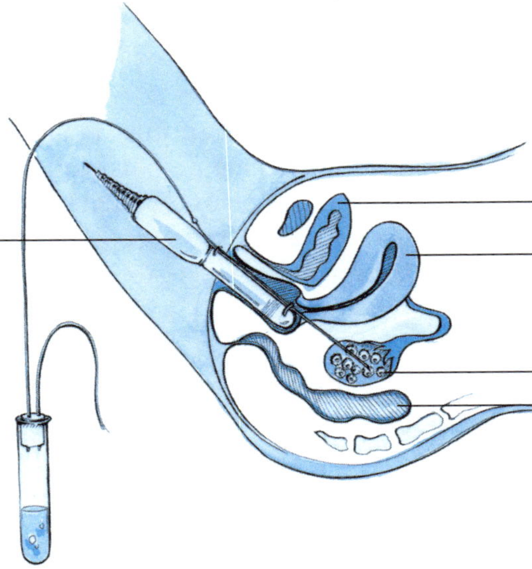

Prélèvement des ovocytes par la voie vaginale sous échographie

Refuser de **congeler des embryons**

Un couple peut exprimer le refus d'avoir des embryons congelés. Un nombre maximal de deux à trois ovocytes seront alors ponctionnés et mis en fécondation. Le refus de la congélation peut avoir une incidence sur les résultats de la tentative. Le choix ou non d'avoir des embryons congelés doit être très clairement exprimé par écrit avant la ponction.

Le recueil du sperme

Le sperme peut être celui du conjoint, frais ou conservé congelé, ou provenir d'un donneur. Quelle que soit l'origine du sperme, le but de la préparation consiste à récupérer les spermatozoïdes les plus mobiles qui sont considérés a priori comme les plus fécondants.

Le sperme frais du conjoint est préparé au laboratoire le jour de la ponction ovarienne. Les conditions de recueil sont identiques à celles de l'insémination, par masturbation dans un récipient stérile.

Le sperme *cryoconservé* sous forme de paillettes (voir chapitre 9) peut être celui d'un donneur ou celui du conjoint. Une procédure d'autoconservation du sperme peut être mise en place à la suite d'un problème survenu le jour du prélèvement par masturbation, avant un traitement médical ou chirurgical qui peut entraîner une infertilité (chimiothérapie, chirurgie de la prostate...) ou en cas d'absence prévisible du conjoint (voyage...).

Le recueil **chirurgical de spermatozoïdes**

Lorsqu'il n'y a pas de spermatozoïdes dans le sperme (azoospermie) en raison d'une obstruction, mais qu'il y en a probablement dans les testicules ou les voies génitales, il est possible de les prélever :

- soit par ponction du canal déférent de l'épididyme (MESA, *Microsurgical Epididymal Sperm Aspiration*) ;
- soit par biopsie testiculaire (TESA, *Testicular Sperm Aspiration*).

Si leur qualité le permet, des spermatozoïdes sont cryoconservés sous forme de paillettes.

Témoignage de psychologue

L'hypofertilité exprime parfois l'ambivalence : on veut et on ne veut pas un enfant ; on a peur de tout ce que ça va changer dans la vie du couple. Un homme n'est pas venu donner son sperme alors que sa femme l'attendait, prête, après tous les traitements et la ponction des ovocytes. Quand j'ai reçu le couple à la demande révoltée de l'équipe médicale, l'homme m'a dit : « Mais nous sommes si bien tous les deux, nous pouvons partir en voyage quand nous voulons, ma femme s'occupe si bien de moi, j'ai peur que tout cela soit bouleversé... » Ils avaient tous les deux 40 ans et, pour elle, c'était le dernier moment pour tenter d'être enceinte. Cette prise de conscience ne s'était faite qu'au moment où il fallait concrètement donner son sperme. Pouvait-on parler de désir d'enfant chez ce couple ? Sans doute pas, mais cette femme, elle, désirait un enfant ; elle avait juste omis de s'assurer que son mari le désirait aussi.

Le développement embryonnaire au sein du laboratoire

Le lendemain de la ponction (J0), les ovocytes fécondés (ou zygotes) (J1) deviennent des embryons de deux à quatre cellules en 24 heures (J2), puis de six à huit cellules 24 heures plus tard (J3). Un score de 1 à 4, basé sur le nombre et la régularité des cellules, est attribué à chaque embryon. Ils sont cultivés dans des incubateurs à 37 °C où les conditions de teneur en gaz carbonique, de température et d'hygrométrie sont strictement contrôlées.

Les embryons peuvent tenir en incubateur pendant cinq à six jours jusqu'au stade de blastocyste. En pratique, à peine la moitié des ovocytes fécondés arrivent à cette étape, mais ce sont les meilleurs qui y parviennent et ils sont mieux synchronisés avec le processus physiologique. Leur taux de succès est plus élevé (50 %). Ainsi, dans certains cas, il peut être intéressant de prolonger la culture des embryons jusqu'au stade blastocyste.

Le transfert embryonnaire

Le nombre d'embryons transférés est défini au cas par cas en fonction du dossier médical du couple (type de stérilité, âge de la femme, qualité des embryons...) afin d'obtenir un taux de grossesse maximal et de limiter le risque de grossesse multiple et ses complications. En France, le consensus est le transfert de deux embryons maximum, avec une exception à trois embryons en cas d'échecs répétés d'implantation embryonnaire.

Les embryons sélectionnés au jour décidé sont mis dans un tube fin souple (cathéter de transfert) à l'aide d'une seringue qui fait office de piston. Le transfert peut se faire quand l'embryon est au stade 2 à 8 cellules (du 2e au 3e jour) jusqu'au stade de blastocyste (5e et 6e jour).

Le transfert de l'embryon et/ou du blastocyste est un geste simple et indolore, réalisé au moyen d'un cathéter fin et souple introduit par voie vaginale dans l'utérus, parfois sous contrôle échographique. L'embryon est déposé à l'intérieur de l'utérus et s'y développe jusqu'à son implantation. Pour celles qui ont déjà effectué des inséminations, le geste est le même que pour un transfert de spermatozoïdes. Après le transfert, il est recommandé de se reposer quelques instants. Après ce délai de repos, il n'y a pas de précaution particulière à prendre. Vous pouvez reprendre votre vie strictement comme avant (travail, activités physiques et sportives...).

Quelques conseils **après le transfert**

- La prise de progestérone vous est conseillée pendant les deux premières semaines après la ponction.
- Poursuivez la prise d'acide folique jusqu'à la fin du deuxième mois de grossesse.
- Évitez de porter des charges lourdes.
- Évitez le tabac, l'alcool, la caféine, et tous les médicaments non indispensables.

Après le transfert : l'attente

Le dosage sanguin d'HCG (aussi appelé test de grossesse) est systématiquement demandé, 10 à 12 jours après le transfert d'embryons. Si ce test est positif, une échographie, six semaines après le transfert, confirme la grossesse, vérifie qu'elle est bien intra-utérine et le nombre d'embryons en train de se développer.

La congélation embryonnaire

Le nombre d'embryons ou de blastocystes obtenus peut être supérieur au nombre d'embryons ou de blastocystes transférés. Les embryons ou les blastocystes non transférés dits « surnuméraires » sont alors congelés (cryoconservés) avec l'accord du couple, pour une prochaine utilisation. Le protocole de préparation de l'utérus pour un transfert d'embryons ou de blastocystes congelés est plus simple qu'un protocole de FIV.

Quelles sont les **chances de réussite** ?

En fécondation in vitro, toutes indications confondues, le taux de réussite est de l'ordre de 20 à 24 % par ponction ovocytaire. Environ 60 à 70 % des couples aboutissent à un résultat de grossesse au bout de quatre tentatives de fécondation in vitro. En comparaison, le taux de grossesse naturelle pour un couple physiologiquement normal sur le plan de la fertilité est de 25 % par cycle pour une femme âgée de 25 ans, de 13 % par cycle à 35 ans et 6 % par cycle à 42 ans.

Les taux de réussite reportés ci-dessous via l'Agence de la biomédecine représentent la moyenne générale de l'ensemble des centres d'AMP agréés. Chaque centre pris indépendamment peut avoir des taux de réussite très différents de la moyenne générale. Ces taux peuvent varier, par exemple, en fonction du type de recrutement des couples effectué par chaque centre, ce qui n'apparaît pas dans des statistiques globales.

Les taux de réussite des techniques de FIV entre conjoints en 2012

	Tentatives	Grossesses vues à l'échographie	Accouchements et % par tentative	Enfants nés
FIV conventionnelle	20 995	4 998	4 030 (19,1 %)	4 595
FIV avec ICSI	39 079	9 391	7 607 (19,4 %)	8 667
TEC	21 296	3 987	3 140 (14,7 %)	3 352

Tentatives : nombre de traitements commencés ; TEC : transfert d'embryons cryoconservés.
Le nombre d'enfants nés est supérieur au nombre d'accouchements en raison de grossesses multiples.

Source : Agence de la biomédecine.

Quels sont les risques de **complication d'une FIV ?**

Habituellement, la grossesse obtenue par FIV aboutit à la naissance d'un enfant bien portant. Parfois, quelques complications peuvent être observées.

Les grossesses multiples

Près de 20 % des grossesses consécutives à une FIV conduisent à la naissance de jumeaux (grossesse gémellaire), alors que ce taux n'est que d'environ 1 % pour les grossesses spontanées. Le risque de grossesse triple ou quadruple lors de FIV est de moins de 1 %. Or les grossesses multiples présentent des risques en termes de prématurité, de mortalité…

La prévention des grossesses multiples repose sur une politique prudente de transfert embryonnaire, c'est-à-dire en limitant à deux le nombre d'embryons par transfert.

Les fausses couches

Le taux de fausse couche spontanée précoce, avant trois mois, est en moyenne de 20 %, contre 15 % dans la population générale. Le taux de fausse couche tardive, au-delà de trois mois, est d'environ 1 %. Cela tient en partie à l'âge de la femme traitée : l'âge moyen des grossesses après FIV classique est de 34 ans contre 30 ans dans la population générale. Le taux de fausse couche spontanée augmente avec l'âge : 35 % après 40 ans.

Les grossesses extra-utérines

Le taux global de grossesses extra-utérines à la suite d'une FIV est en moyenne de 2 à 4 % contre 1 % dans la population générale.

Le risque de prématurité

La FIV serait associée à un taux significativement plus élevé de la prématurité et d'un faible poids à la naissance, ainsi qu'à une mortalité néonatale plus importante. Le rapport de la Haute Autorité de santé (HAS) montre que le risque de prématurité est environ une fois et demie supérieur pour les enfants conçus par ICSI, comparativement à ceux conçus naturellement. Le risque de petit poids est presque deux fois plus élevé.

Les effets indésirables lors de la stimulation

Le traitement de stimulation est suspendu dans les cas suivants :

- Une absence ou une réponse insuffisante au traitement. Une dose plus forte pourra être tentée au cycle suivant, cependant le pronostic reste défavorable.
- Une réponse trop importante au traitement avec un risque d'hyperstimulation ovarienne.
- Un risque thromboembolique. Le traitement de stimulation ovarienne fait augmenter le taux d'œstrogènes, ce qui accroît le risque thromboembolique. Cette complication est exceptionnelle chez les femmes sans facteurs de risque. Si vous avez des antécédents de phlébite, d'embolie pulmonaire, une anomalie de facteurs de coagulation, ou si vous fumez, le médecin peut vous prescrire une prémédication.

Les effets indésirables lors de la ponction folliculaire

Les effets indésirables les plus fréquents sont des douleurs et des ballonnements abdominaux accompagnés parfois de nausées, ou bien des saignements vaginaux.

Les autres complications qui peuvent survenir sont :

- la ponction blanche : absence d'ovocyte fécondable malgré la ponction folliculaire ;

- une infection : état fébrile, fatigue, troubles digestifs ; la fréquence des complications infectieuses graves est de moins de 1 % ;
- la perforation d'un organe voisin des ovaires ;
- la torsion ovarienne, qui se traduit par une douleur unilatérale très brutale et intense, c'est une urgence ;
- l'hyperstimulation ovarienne sévère. Les signes évocateurs sont de fortes douleurs abdominales qui cèdent peu aux antalgiques, associées à un ballonnement de l'abdomen, à un état fébrile, à une prise de poids brutale, à des troubles du transit tels qu'une constipation et/ou des vomissements et parfois à des gênes respiratoires. Ces symptômes justifient une consultation en urgence. La fréquence de l'hyperstimulation sévère est de moins de 2 % des cycles en FIV.

Les effets indésirables lors du recueil de sperme

Il arrive que pour des raisons variables, médicales ou psychologiques, le recueil de sperme ne soit pas possible. Pour éviter de telles complications, il est préférable d'effectuer une autoconservation de sperme pour la prochaine tentative de FIV.

Les effets indésirables lors de la fécondation

Malgré la présence d'ovocytes obtenus après la ponction, il peut ne pas y avoir de fécondation et donc pas d'embryon à transférer. Cela peut être dû à la qualité des ovocytes et/ou des spermatozoïdes.

La stimulation ovarienne fait-elle augmenter le risque **de cancer ?**

Plusieurs études épidémiologiques ont cherché à déterminer si l'hyperstimulation ovarienne et la fécondation in vitro étaient associées à l'augmentation du risque de développer un cancer gynécologique (sein, utérus, ovaires). Elles ont conclu que le traitement par FIV n'augmente pas significativement le risque de développer un cancer gynécologique. Cependant, il pourrait y avoir une augmentation transitoire des cancers du sein dans la première année suivant le traitement, du fait d'un diagnostic précoce. Le risque pourrait être plus important chez les femmes ayant des antécédents familiaux de cancer gynécologique. De plus, l'infertilité inexpliquée serait associée à un risque plus élevé de cancer ovarien ou utérin.

Les techniques spécifiques de **mise en fécondation in vitro**

La fécondation in vitro conventionnelle

Tous les ovocytes récupérés à la ponction des follicules et les spermatozoïdes les plus mobiles sont mis en contact dans des boîtes de culture spécifiques à 37 °C pendant 24 heures (J0). La fécondation doit avoir lieu lors de cette période.

Le lendemain matin (J1), les ovocytes sont observés au microscope pour savoir s'ils ont bien été fécondés. L'ovocyte fécondé se présente sous forme d'une cellule à deux noyaux (mâle et femelle). Cette cellule essentielle qui conditionne toute la suite du processus in vitro est appelée « stade 2 Pro Nucléi » ou « stade 2 PN » ou « pré-embryon » ou « zygote ». Environ entre 50 et 80 % des ovocytes vont être fécondés. Tous les ovocytes qui ont été ponctionnés et mis en fécondation ne sont pas forcément matures.

L'injection intracytoplasmique de spermatozoïdes (ICSI)

Cette technique est proposée le plus souvent lorsque le nombre et/ou la qualité des spermatozoïdes ne permettent pas d'assurer le processus de fécondation précédent. Elle peut également être proposée suite à des échecs de fécondation in vitro conventionnelle ou s'il y a trop peu d'ovocytes récupérés à la ponction.

Les ovocytes récupérés à la ponction sont examinés au microscope pour ne conserver que les matures (on parle d'ovocyte en « métaphase 2 » ou « M2 »). Les spermatozoïdes sont sélectionnés sur des critères prédéfinis de morphologie et de mobilité par un(e) biologiste expérimenté(e). Pour obtenir une fécondation en ICSI, le biologiste injecte directement un seul spermatozoïde choisi dans chaque ovocyte mature. Il opère avec une micropipette contenant le spermatozoïde, sous un microscope avec un dispositif de grande précision (micromanipulateur). Cette micro-injection est renouvelée pour chaque ovocyte fécondable (mature). Le temps de micro-injection d'un ovocyte est très court (moins d'une seconde). L'injection n'altère en rien le processus de fécondation et les divisions ultérieures de l'embryon.

Les ovocytes micro-injectés sont ensuite remis dans une boîte de culture dans l'incubateur à 37 °C pour les étapes suivantes. La fécondation est ici directement initiée par la technique. Le taux de fécondation en ICSI est plus important que celui de la fécondation in vitro traditionnelle. Il se situe aux alentours de 70 à 80 % d'ovocytes fécondés. Les étapes suivantes sont identiques à celles de la fécondation in vitro classique.

Le cas particulier du **prélèvement de sperme par chirurgie**

Dans certains cas d'azoospermie, quand il n'y a pas du tout de spermatozoïdes dans l'éjaculat, l'équipe pluridisciplinaire peut également proposer une ICSI avec des spermatozoïdes prélevés chirurgicalement au niveau du testicule et/ou de l'épididyme. L'ICSI sera réalisée soit en même temps que le prélèvement chez l'homme (avec des spermatozoïdes recueillis le même jour que les ovocytes de la ponction), soit en décalé (avec des spermatozoïdes congelés issus des testicules ou épididymes). On parle alors respectivement de prélèvement synchrone ou asynchrone. Si, à l'issue de l'étape de micro-injection, certains spermatozoïdes ne sont pas utilisés, ils pourront être congelés en vue d'une tentative ultérieure. Ainsi, le conjoint n'aura pas à subir un nouveau prélèvement chirurgical.

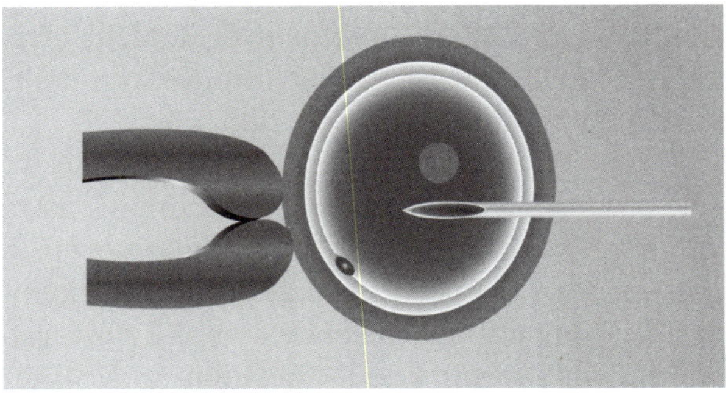

Injection intracytoplasmique de spermatozoïdes (ICSI)

L'injection intracytoplasmique de spermatozoïdes à très fort grossissement (IMSI)

L'IMSI (*intracytoplasmic morphological sperm injection*) est une technique mise au point en 2001 par une équipe israélienne pour compléter les grands principes de la micro-injection intracytoplasmique. Un microscope de haute technologie permet la visualisation de l'acrosome et du noyau des spermatozoïdes (tête des spermatozoïdes) à un très fort grossissement (de l'ordre de 5 000 à 10 000) au lieu du grossissement maximal utilisé en micro-injection conventionnelle (de l'ordre de 200 à 400). La sélection des spermatozoïdes pour l'injection dans l'ovocyte se fait toujours sur des critères de mobilité et de morphologie, mais la morphologie est jugée de manière plus fine du fait du grossissement microscopique.

Cette technologie, qui permet de déceler des anomalies non visibles au microscope classique, nécessite un appareillage très sophistiqué. Sa principale indication est l'échec répété de l'ICSI, au moins deux tentatives sans succès. En fonction des centres, cette technique peut être utilisée dans des cas spécifiques :

- un taux élevé de fragmentation de l'ADN des spermatozoïdes (en général plus de 30 % d'ADN fragmenté) ;
- une tératozoospermie sévère (taux de morphologies anormales des spermatozoïdes supérieur au seuil décrit comme « normal » par les différentes classifications) ;
- une mauvaise qualité des embryons après plusieurs tentatives (l'idée est d'éliminer des spermatozoïdes dont la chromatine est mal condensée et qui peuvent intervenir de façon néfaste sur le développement de l'embryon).

La culture prolongée jusqu'au stade embryonnaire blastocyste

Le blastocyste est l'embryon obtenu après cinq ou six jours de développement. Cette cellule, environ huit fois plus grande que l'ovocyte, est composée d'environ une centaine de cellules se répartissant en deux types, les cellules de la masse cellulaire interne à l'origine du fœtus et les cellules du trophectoderme à l'origine du placenta, ainsi que d'une cavité liquidienne (le blastocœle). C'est à ce stade que l'embryon s'implante dans la cavité utérine dans le cas d'une grossesse naturelle.

Techniquement, le stade blastocyste s'obtient en gardant l'embryon pendant cinq à six jours en culture in vitro. On parle alors de culture prolongée par rapport à la culture classique des embryons qui s'effectue jusqu'au 2e ou 3e jour. Les embryons dits en culture prolongée sont observés au 5e et au 6e jour. Les blastocystes surnuméraires seront congelés en utilisant le plus souvent la technique de vitrification.

Théoriquement, le transfert d'embryons au stade blastocyste présente plusieurs avantages :

- une meilleure sélection apportée par la culture prolongée. Les embryons aptes à poursuivre leur développement jusqu'au stade blastocyste témoignent d'un certain potentiel de développement ;
- un transfert embryonnaire plus « physiologique » par une meilleure synchronisation « utérus/embryon ». C'est-à-dire que l'effet de l'environnement utérin est plus proche pour un blastocyste qui se trouve naturellement à ce stade dans l'utérus que pour un embryon précoce qui se trouve naturellement au niveau de la trompe ;
- une diminution des grossesses multiples en AMP en diminuant le nombre d'embryons transférés. Les grossesses multiples (plus de 20 % en AMP) sont associées à une augmentation des complications et de la mortalité maternelle, néonatale et périnatale. C'est un problème de santé publique.

Cependant le transfert de blastocyste a aussi montré ses limites :

- moins d'embryons atteignant le stade blastocyste (40 à 50 % maximum), ce qui représente une diminution importante du nombre d'embryons pour les couples ;
- un arrêt possible de développement in vitro des embryons placés en culture prolongée ; le couple doit connaître le risque de ne pas avoir d'embryon à transférer ;
- un risque d'absence de transfert plus important par rapport à un transfert précoce (au 2e ou au 3e jour) mais qui reste acceptable et doit bien être appréhendé, sachant que seules les tentatives de FIV aboutissant à un transfert sont comptabilisées par l'assurance maladie.

Le transfert au stade blastocyste est surtout proposé aux femmes qui présentent une bonne réponse ovarienne associée à un développement embryonnaire précoce satisfaisant, c'est-à-dire au moins cinq embryons au 2e jour pour diminuer le taux de grossesse gémellaire. Mais sont aussi concernées les femmes qui présentent une contre-indication formelle à une grossesse multiple par suite d'anomalies comme un syndrome du distilbène ou un utérus bicorne, celles qui connaissent des échecs répétés de transfert embryonnaire au 2e ou au 3e jour.

L'analyse morphologique conventionnelle a des limites dans son aptitude à prédire la viabilité embryonnaire, et des embryons apparemment de mauvaise qualité au 2e ou 3e jour peuvent sembler de meilleure qualité et atteindre le stade blastocyste au 5e ou 6e jour de culture prolongée. Certains embryons congelés au 3e jour ont aussi un potentiel plus important d'implantation après décongélation si on les met en culture prolongée.

L'AMP en cas de **risque viral**

Les modalités de prise en charge en AMP des patients à risque viral, c'est-à-dire des couples dont l'un ou l'autre des deux conjoints, et parfois les deux, est porteur du virus HIV, de l'hépatite C (VHC) ou de l'hépatite B (VHB), sont définies par un arrêté ministériel. Le recours à l'AMP peut être justifié chez les couples, fertiles ou non, avec des sérologies différentes, où l'homme est infecté par le HIV. Quand c'est la femme qui est infectée par le HIV, l'AMP n'est indiquée qu'en cas d'infertilité. En cas d'infection par le VHB et le VHC, le recours à l'AMP n'est justifié que chez les couples infertiles.

Pourquoi une **assistance médicale à la procréation ?**

- Pour éviter le risque de contamination du partenaire non infecté
- Pour éviter le risque de sur-contamination entre deux partenaires infectés
- Pour diminuer le risque de transmission virale à l'enfant
- Pour apporter une réponse médicalisée aux couples présentant un problème d'infertilité (masculine, féminine ou mixte), et par ailleurs infectés

Les couples à risque viral peuvent être pris en charge à condition de respecter les conditions suivantes :

- La prise en charge doit être effectuée dans un centre spécialisé agréé pour l'AMP « à risque viral ». Les spermes et les ovocytes manipulés doivent suivre un circuit différent de celui utilisé pour les patients sans risque viral (voir *supra*).
- Le couple s'engage à avoir une sexualité protégée par l'utilisation de préservatifs.
- Si l'un des conjoints est infecté par le VHB, la grande contagiosité impose la vaccination systématique du partenaire avec vérification de la protection vaccinale avant la prise en charge en AMP.

■ Le conjoint porteur du virus doit être dans un état immunologique et/ou hépatique satisfaisant et doit donc présenter des bilans cliniques et biologiques récents. De plus, il doit être exempt de maladie grave et évolutive.
■ Le couple doit avoir un suivi trimestriel.
■ L'acceptation finale du dossier ne peut être obtenue qu'au cours d'une réunion multidisciplinaire de médecins spécialistes en infectiologie, en médecine de la reproduction et en biologie de la reproduction et des psychologues.
■ Le consentement éclairé et signé par le couple est obligatoire.
Ces techniques spécifiques permettent de réduire les risques viraux mais ne les éliminent pas complètement.

Chapitre 9
La conservation des **spermatozoïdes**, des **ovocytes** et des **embryons**

Spermatozoïdes, ovocytes et embryons peuvent être conservés par congélation dans des CECOS, Centres d'étude et de conservation des œufs et du sperme humains et autres centres agréés.

Les CECOS regroupent une équipe médicale pluridisciplinaire composée de médecins, de biologistes, de psychologues, de généticiens, de techniciens et une plateforme de cryobiologie ayant pour mission la conservation de spermatozoïdes, d'ovocytes, d'embryons ou de tissus testiculaires et de tissus ovariens. Ils sont responsables de la sécurité, de la qualité et de la traçabilité de leurs prestations. Il en existe 24 en France (www.cecos.org pour connaître le centre le plus proche de chez vous). Chaque équipe est en relation avec un centre d'exploration et de traitement de l'infertilité.

Que dit **la loi** ?

La congélation des gamètes n'est autorisée expressément par la loi, depuis 2004, que lorsqu'elle répond à une stricte indication de préservation de la fertilité. Deux situations sont envisagées : avant un traitement médical susceptible d'altérer la fertilité (notamment un traitement contre le cancer) ou en cas de risque d'altération précoce de la fertilité. Cette option est ouverte aussi bien aux femmes qu'aux hommes et permet de conserver non seulement des gamètes mais aussi des tissus germinaux, lorsqu'il n'est pas possible de recueillir des gamètes matures (L. 2141-11 du Code de la santé publique). La loi précise bien que les ressources ainsi conservées par la personne sont destinées à « la réalisation ultérieure, à son bénéfice, d'une assistance médicale à la procréation ou à la préservation et à la restauration de la fertilité ».

La loi précise que le recueil du consentement est subordonné au consentement de l'intéressé ou, le cas échéant, à celui de l'un des titulaires de l'autorité parentale. En effet, une mineure, pubère ou impubère, peut bénéficier d'une mesure de préservation de la fertilité dans le cadre des indications prévues par la loi.

Les autres règles de bonnes pratiques cliniques et biologiques d'assistance médicale à la procréation sont mentionnées dans l'arrêté du 3 août 2010.

Il est précisé que « la restitution ultérieure des gamètes cryoconservées n'est faite qu'au patient lui-même (...). En cas de décès, il est mis fin à la conservation des gamètes ou des tissus germinaux ». Étant donné la situation pathologique qui impose le traitement pouvant altérer la fertilité, les règles de bonnes pratiques insistent sur la nécessité de « délivrer une information spécifique et ciblée » à la personne malade « lorsque la conservation est réalisée dans le contexte d'une pathologie mettant en jeu le pronostic vital ». Lorsque la personne est atteinte d'une maladie grave, qui compromet fortement ses chances de survie, il doit lui être expliqué, à elle mais surtout à ses représentants légaux si elle est mineure, que les tissus germinaux recueillis et conservés seront détruits après sa mort.

Ces règles de bonnes pratiques indiquent aussi que, au-delà de la première année de conservation, il est nécessaire de s'assurer chaque année de la volonté de la personne de poursuivre ou non la conservation. Elle est la seule à pouvoir exprimer par écrit sa volonté de poursuivre ou de mettre fin à la conservation de ses paillettes. La personne à qui bénéficie la cryoconservation est consultée chaque année pour savoir si elle veut ou non la continuer. Le texte semble signifier que tant que la personne répond positivement la conservation se poursuit, sans durée maximale fixée.

Rien n'est précisé sur la possibilité de donner ses gamètes ou tissus germinaux à la recherche. Dans la pratique, néanmoins, des centres de biologie de la reproduction offrent cette option lors de la consultation annuelle sur le devenir des gamètes ou des tissus germinaux conservés.

La congélation des spermatozoïdes

Chaque année, plus de 4 000 hommes font appel aux CECOS pour conserver leurs spermatozoïdes avant un traitement et/ou une chirurgie potentiellement stérilisants. Le dossier d'autoconservation (voir annexe 2) comprend :

- la pièce d'identité de la personne ;
- l'indication médicale ;
- les résultats des recherches d'infection par HIV 1 et HIV 2, hépatite B, hépatite C et syphilis, datant de moins de trois mois ;
- le consentement et le contrat d'autoconservation signés.

La congélation peut entraîner une diminution de la mobilité des spermatozoïdes. L'obtention d'une grossesse dépend des caractéristiques du sperme à la congélation, mais aussi de la fécondité féminine et de la technique d'assistance médicale à la procréation qui est utilisée.

Pourquoi congeler **ses spermatozoïdes** ?

Les principales indications sont les suivantes.

Avant un traitement à risque stérilisant

Une autoconservation de spermatozoïdes doit vous être proposée avant un traitement ou une intervention à risque stérilisant définitif ou transitoire : chimiothérapie, radiothérapie, chirurgie sur la prostate… Les deux principales maladies concernées sont le cancer des testicules et les maladies hématologiques (lymphomes, leucémie…) car ce sont des pathologies de l'homme jeune (donc en âge de procréer).

La conservation doit se faire avant de débuter le traitement et/ou avant l'intervention chirurgicale. Les cellules germinales se divisent rapidement et sont donc la cible des traitements stérilisants. Les traitements altèrent alors la spermatogenèse.

Avant une aide médicale à la procréation (AMP)

La congélation des spermatozoïdes peut être utilisée pour faciliter la réalisation de techniques d'AMP, notamment dans le cadre du don d'ovocytes, d'un échec de recueil de sperme le jour de la tentative d'AMP, et pour pallier une éventuelle dégradation ultérieure du sperme…

Le sperme peut être conservé avant la tentative de FIV si des problèmes de recueil se posent. Il sera ainsi disponible en cas d'échec du recueil le jour de la tentative. Il est de même conservé lorsque les spermatozoïdes sont prélevés par chirurgie en cas d'azoospermie. Il peut s'agir de prélèvement testiculaire, épididymaire ou mixte.

Avant une vasectomie

La vasectomie est la stérilisation masculine. Elle consiste en une ligature des canaux déférents. C'est un geste quasi-irréversible. La conservation des spermatozoïdes préalable est souhaitable. Le coût d'une congélation de gamètes avant vasectomie à visée contraceptive reste à la charge de la personne.

Témoignage de médecin

Les hommes qui viennent au CECOS pour une autoconservation de sperme avant un traitement potentiellement stérilisant sont dans un état général particulièrement affaibli, physiquement et moralement. Faire un recueil de sperme ne semble pas leur priorité. Cependant la possibilité d'envisager « un futur » et surtout la possibilité de « donner naissance » à un futur enfant peuvent parfois aider à accepter la maladie et son traitement.

Comment se passe **le recueil de sperme** ?

Le plus fréquemment, le sperme est obtenu par masturbation au sein d'un laboratoire spécialisé. Il est recommandé, quand cela est possible, de respecter un délai d'abstinence sexuelle de trois à cinq jours.

Dans certains cas particuliers, comme une atteinte de la moelle épinière ou une paraplégie, le prélèvement de sperme peut être obtenu par l'usage d'un vibromasseur ou d'un traitement médical spécifique.

Un des praticiens du laboratoire vous reçoit en consultation et donne toutes les informations concernant la congélation, la conservation et l'utilisation ultérieure des paillettes. En général, afin de conserver une quantité suffisante de sperme, vous pouvez être amené à réaliser deux à trois recueils. Le centre vous informe du nombre et de la qualité des paillettes obtenues et transmet cette information au médecin prescripteur.

Et si c'est un adolescent mineur qui subit un traitement potentiellement stérilisant ?

L'âge minimum semble être aux alentours de 12-13 ans. Cependant, plus que l'âge, c'est la capacité à se masturber qui conditionne la réussite de la conservation. Il faut bien préciser au jeune que le terme « infertilité » ne veut pas dire impuissance, ni trouble de désir sexuel (libido), ni trouble d'érection. Il est important de le rassurer sur « sa vie sexuelle ». Une brochure éditée par La ligue contre le cancer est spécifiquement destinée à ces adolescents.

Témoignage de médecin

Je reçois un jeune adolescent (14-15 ans) accompagné par sa mère pour une conservation de sperme dans le cadre d'une maladie de Hodgkin (lymphome) avant traitement. La mère s'interroge sur la qualité du sperme d'un garçon de 14-15 ans. J'essaie de la rassurer en lui précisant que, dès que la puberté débute, la qualité de sperme est satisfaisante. Et cela a été le cas.

Témoignage de psychologue

Nous sommes régulièrement confrontés à ce problème dans le cas de demandes de spermatozoïdes quand le traitement du cancer de l'homme a entraîné sa stérilité. Même si l'avenir n'est pas assuré pour cet homme, le désir d'avoir un enfant, pour le couple, signifie plus que jamais opter pour la vie. Aucun raisonnement sur les risques de récidive ne le fera changer d'avis. Il y a un désir vital de donner la vie puisqu'on est en vie. Et qui pourra dire que ce n'est pas grâce à cette imprudence essentielle que la vie se prolonge, au-delà des statistiques ?

Sperme ou fragment testiculaire ?

Lorsque le prélèvement et la cryoconservation de tissu germinal sont proposés, le caractère incertain de la résistance à la congélation et de l'efficacité de l'utilisation ultérieure fait l'objet d'une information spécifique des personnes concernées, y compris des enfants dès qu'ils sont en âge de comprendre.

Ainsi, chez le jeune garçon, s'il n'y a pas encore de spermatozoïdes, le tissu testiculaire congelé pourra ensuite soit permettre la réintroduction de cellules germinales dans le testicule à distance des traitements, soit permettre l'obtention de spermatozoïdes après culture et maturation in vitro. Ces dernières techniques d'utilisation sont en cours d'évaluation. Chez l'adolescent ou l'adulte, l'isolement des spermatozoïdes à partir de tissu testiculaire peut permettre leur utilisation lors de FIV-ISCI après décongélation.

Que deviennent les **spermatozoïdes congelés** ?

Environ 10 % des hommes qui ont autoconservé leurs spermatozoïdes avant un traitement potentiellement stérilisant utilisent leurs paillettes après un délai moyen de 57 mois. Ce taux peut paraître faible, mais des grossesses spontanées peuvent intervenir après la congélation ou bien ces hommes n'ont pas encore de projet parental ou n'en ont plus (enfants avant le traitement). Cependant, la plupart des hommes optent pour la poursuite de la congélation.

Une fois congelé, le sperme conservé ne présente pas d'altération du pouvoir fécondant. Chaque année, un courrier est adressé afin de connaître le souhait du « propriétaire » sur le devenir des paillettes de sperme. L'individu est le seul à pouvoir utiliser ses paillettes de sperme et sa présence est obligatoire pour tout retrait.

En France, la compagne, l'épouse ou tout autre tiers n'ont aucun droit sur l'utilisation du sperme autoconservé. Cela veut dire aussi que si vous décédez, aucune personne ne pourra, quel que soit son lien avec vous, utiliser le sperme que vous aurez autoconservé de votre vivant même si vous l'avez écrit dans votre « testament ».

En cas de déménagement, il est important de communiquer votre nouvelle adresse au laboratoire qui conserve vos paillettes, afin qu'il puisse continuer à vous envoyer régulièrement le courrier concernant votre souhait quant au devenir de vos paillettes. Sans nouvelles de votre part, le centre pourrait être amené à les détruire.

Vous pouvez transférer les paillettes de sperme d'un centre à l'autre. Ce transfert est à votre charge. Le transfert des paillettes dans un centre à l'étranger est autorisé. Cependant, il est important de savoir que l'importation et l'exportation de gamètes ou de tissus germinaux issus du corps humain sont soumises à une autorisation délivrée par l'Agence de la biomédecine.

Quel en est **le coût** ?

Les actes correspondant à la congélation et à la conservation du sperme sont remboursés par la CPAM (caisse primaire d'assurance maladie), uniquement s'ils sont réalisés dans le cadre d'un traitement potentiellement stérilisant ou en vue d'une assistance médicale à la procréation ou lors d'un prélèvement chirurgical de spermatozoïdes en vue de fécondation in vitro avec micro-injection (FIV-ICSI).

Exemples de **tarifs en 2013**

- La congélation est cotée B350, soit 94,50 €.
- La conservation est cotée B150, soit 40,50 € par an.

Dans le cas contraire, si vous n'avez pas de protection sociale ou si l'indication de l'autoconservation n'est pas prévue dans la nomenclature, vous devez acquitter la facture en totalité.

Comment les spermatozoïdes sont-ils congelés ?

Les spermatozoïdes humains peuvent être congelés et conservés pendant de longues années sans perdre leur pouvoir fécondant. Des naissances ont été obtenues grâce à des spermatozoïdes congelés depuis plus de 25 ans. Avant toute congélation, le laboratoire analyse le volume, la concentration, la mobilité et la vitalité des spermatozoïdes et pratique un bilan infectieux.

La congélation de sperme a pour but de ralentir le métabolisme tout en maintenant la viabilité après la congélation. L'ajout d'un cryoprotecteur évite la formation de glace ou la déshydratation des cellules. Le mélange sperme-cryoprotecteur est ensuite réparti dans des paillettes, de 0,3 ml en général, soudées hermétiquement. Chacune de ces paillettes est identifiée soit au nom de l'homme, soit à l'aide d'un numéro individuel spécifique. Elles sont d'abord descendues à une température d'environ – 150 °C, puis plongées dans l'azote liquide à – 196 °C, où elles seront stockées quelques jours ou plusieurs années.

Pour s'assurer que l'on dispose bien de spermatozoïdes mobiles (donc vivants) qui pourront être utilisés en AMP, le laboratoire décongèle l'une des paillettes cinq à sept minutes à 37 °C et quantifie la mobilité et la vitalité des spermatozoïdes. Cela constitue le test de décongélation.

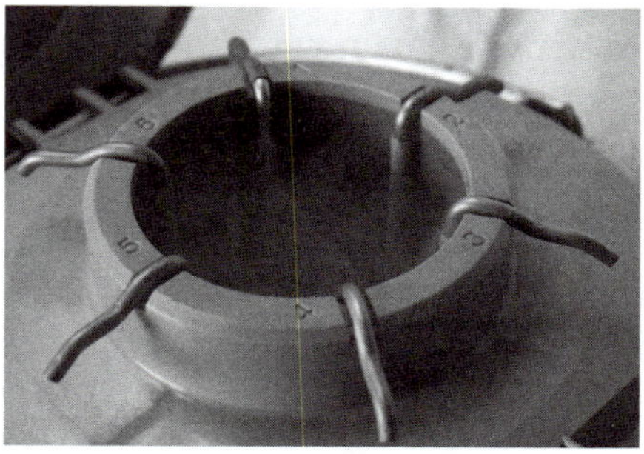

La cryoconservation des spermatozoïdes

Existe-t-il un **délai d'autoconservation ?**

Le cadre réglementaire actuel n'indique pas de limite en fonction de l'âge ni de délai d'autoconservation. Il existe cependant un consensus entre chaque laboratoire ou CECOS avec un seuil d'âge pour l'homme variant de 55 à 60 ans. Au-delà de la limite théorique, vous êtes incité par courrier à stopper la conservation. Les gamètes appartiennent au déposant, qui peut retirer son sperme cryoconservé pour une utilisation dans un autre centre avec d'autres règles.

Actuellement, il n'existe pas d'utilisation des gamètes cryoconservés au-delà de 60 ans chez l'homme. Comme pour les embryons, si l'âge questionne, l'homme ou la femme sont consultés pour connaître leur position vis-à-vis du devenir des gamètes, s'ils acceptent de les donner par exemple. En l'absence de réponse, les paillettes peuvent être détruites selon certaines conditions et indications.

La congélation **d'ovocytes**

Grâce à l'amélioration technique que représente la vitrification, l'autoconservation d'ovocytes est devenue possible sous certaines conditions médicales. Cependant, face à l'« horloge biologique » de la femme (à la différence de l'homme), la question de l'autoconservation dite « de convenance » ou sociétale reste sans réponse juridique.

Pourquoi congeler ses ovocytes ?

Les principales indications sont les suivantes.

Avant un traitement à risque stérilisant

Radiothérapie, chimiothérapie, chirurgie, traitement avant greffe…, ces traitements peuvent être toxiques pour les ovaires et altérer la fertilité féminine en détruisant partiellement ou totalement la réserve ovarienne. Dans ce cadre, la loi française prévoit que « en vue de la réalisation ultérieure d'une assistance médicale à la procréation, toute personne peut bénéficier du recueil et de la conservation de ses gamètes ou tissu germinal ».

Les femmes à risque d'insuffisance ovarienne

Les femmes qui ont des antécédents familiaux de ménopause précoce (insuffisance ovarienne prématurée) ont souvent une réserve d'ovocytes réduite avec un risque d'infertilité ultérieure. Si elles procèdent à temps à la cryoconservation de leurs ovocytes, la ménopause précoce n'influencera pas leur capacité à devenir mères.

En cas d'échec de recueil de spermatozoïdes dans le cadre d'une AMP

Dans le cadre d'une fécondation in vitro, il est possible de congeler les ovocytes ponctionnés, en cas d'échec de recueil de spermatozoïdes du partenaire – pour des raisons de santé, transport, travail ou état psychique transitoire –, ou en cas d'absence de spermatozoïdes lors du prélèvement chirurgical dans les testicules.

L'autoconservation dite « de convenance » ou sociétale des ovocytes

À partir de 35 ans, une diminution de la capacité fertile se vérifie, qui progresse très vite à partir de 40 ans, pour être pratiquement nulle à 45 ans. Il existe de plus en plus de femmes qui, en s'approchant de ces âges, ne prévoient pas à court terme d'avoir des enfants. Beaucoup d'entre elles ne sont pas en couple stable, ou leur situation professionnelle ou économique ne leur permet pas d'envisager une maternité.

Il pourrait être offert aux femmes de moins de 35 ans, qui n'ont pas encore pu réaliser leur souhait de maternité, de conserver leurs ovocytes par précaution, pour un éventuel usage postérieur, lorsqu'elles n'auront plus la possibilité d'être enceintes spontanément. C'est ce qu'on appelle « autoconservation sociétale ».

L'autoconservation sociétale pour les femmes a commencé d'être introduite dans la loi du 7 juillet 2011. Le but a été de favoriser le don d'ovocytes en France. Il a été introduit dans la loi une disposition permettant aux femmes n'ayant pas encore eu d'enfant de donner leurs ovocytes, ce qui n'était pas possible jusque-là, en leur offrant, en contrepartie, l'assurance de pouvoir disposer ultérieurement pour elles-mêmes, en cas de nécessité, d'une partie de leurs ovocytes ainsi congelés (article L. 1244-2 du Code de la santé publique). Il reste que cette disposition n'est à ce jour pas entrée en application faute de publication du décret d'application nécessaire à sa mise en œuvre.

Pays européens autorisant l'autoconservation sociétale **des ovocytes**

- Grande-Bretagne
- Belgique
- Italie
- Espagne

Comment les ovocytes sont-ils congelés ?

Il existe plusieurs techniques de préservation de la fertilité féminine. Le choix de la technique dépend de nombreux paramètres : l'âge de la femme, le nombre de grossesses, la situation maritale, l'urgence de débuter le traitement potentiellement stérilisant, la toxicité ovarienne des traitements, la réserve ovarienne… La congélation des ovocytes ne peut s'appliquer qu'aux femmes ayant fait leur puberté. Elle n'impose pas de vie en couple.

Contrairement au sperme, les ovocytes se congèlent difficilement. Ce sont sont des cellules qui supportent mal la congélation car ils sont de grande taille, fragiles et donc très sensibles à la formation de cristaux de glace. Le faible taux de survie des ovocytes après congélation lente a longtemps freiné la préservation de la fertilité des femmes avant un traitement potentiellement stérilisant.

La technique de vitrification des ovocytes et des embryons, décrite dès le milieu des années 1980, n'a connu que récemment un large développement et a fait l'objet d'un grand nombre de publications au cours des dernières années, avec des résultats très intéressants, en considérant en particulier les ovocytes pour lesquels la technique de congélation lente est peu efficace. Elle représente une vraie révolution dans le domaine de l'AMP. Elle fait passer les ovocytes matures, en moins d'une seconde, de leur température habituelle de 37 °C à – 196 °C dans de l'azote liquide. Le changement de température est tellement brusque et rapide que l'eau se trouvant dans l'ovocyte n'a pas le temps de congeler. L'ovocyte se vitrifie grâce à des cryoprotecteurs, se transformant en une sorte de « gélatine » très dure.

Cette technique de congélation « ultra-rapide » donne de bien meilleurs résultats en termes de survie et de grossesse que la congélation lente. Cette méthode de vitrification a été rapidement adoptée dans le monde, y compris en Europe (Espagne, Belgique, Italie). En 2009, plus de 900 enfants étaient nés dans le monde après vitrification d'ovocytes. En France, cette nouvelle technique n'est mise en œuvre que depuis 2011. En effet, pendant près de trois ans, elle a été considérée comme une forme de recherche indirecte sur l'embryon, proscrite par les lois de bioéthique en vigueur. Il a donc fallu attendre la révision de ces lois pour que l'autorisation de vitrifier des ovocytes soit enfin votée. La première naissance « intraconjugale » en France issue d'une telle vitrification d'ovocytes a donc eu lieu le 4 mars 2012 à l'hôpital Cochin de Paris.

Le plus souvent, la femme subit une stimulation hormonale des ovaires selon différents protocoles d'AMP, destinée à produire davantage d'ovocytes. Cette phase dure environ 10 à 12 jours à compter du début du cycle. Dans les cas particuliers où l'utilisation de médicaments de stimulation est déconseillée, il est possible de recueillir des ovocytes pendant le cycle spontané. L'étape suivante est celle de la ponction ovocytaire : les ovocytes sont alors récoltés, puis évalués quant à leur qualité et leur maturité. Les ovocytes jugés matures sont congelés par vitrification, technique la plus utilisée. Ils sont conservés sous cette forme pendant au moins cinq ans. Les ovules cryoconservés sont maintenus dans de l'azote liquide à une température de – 196 °C.

Autres techniques de **conservation** ou de **préservation d'ovocytes**

- La cryoconservation de tissu ovarien. Le prélèvement des fragments se fait par cœlioscopie sous anesthésie générale. Cette technique peut être proposée dès la petite enfance.
- La transposition d'un ovaire pour éviter son irradiation en cas de radiothérapie. Cette opération chirurgicale consiste à déplacer les ovaires pour les éloigner de la zone qui va subir une irradiation.
- La cryoconservation d'embryons. Cette méthode consiste à réaliser une fécondation in vitro et à congeler les embryons obtenus, en vue de leur réimplantation après guérison. Elle nécessite d'être en âge de procréer, d'être en couple et d'avoir un projet parental. Elle ne peut pas être utilisée dans certains cancers, comme le cancer du sein, qui peuvent être aggravés par la stimulation hormonale.

Que deviennent les **ovocytes congelés ?**

La préservation de la fertilité par conservation des ovocytes s'adresse aux femmes en âge de procréer. Après guérison, en cas de désir de grossesse, les ovocytes sont décongelés et fécondés in vitro avec les spermatozoïdes du partenaire, afin d'obtenir des embryons. Attention, même si le processus de congélation d'ovocytes est réalisé avec succès, cela ne garantit pas forcement une grossesse. Aujourd'hui, avec la cryoconservation par vitrification, 80 à 90 % des ovocytes conservés survivent à la décongélation et peuvent être utilisés pour une fécondation in vitro.

À l'issue de ces procédés, les ovocytes conservés sont à votre disposition pour une durée indéterminée (actuellement on considère 50 ans comme l'âge limite). Dans le cas où vous décidez de vous séparer de vos ovocytes congelés, vous pouvez les donner ou les faire détruire.

Congeler ses ovocytes pour faire un bébé plus tard…

Attention aux faux espoirs. Il faudrait en moyenne autour de 22 ovocytes matures pour obtenir une naissance vivante si la cryoconservation ovocytaire est faite entre 23 à 37 ans et autour de 55 entre 38 à 43 ans. Ce nombre d'ovocytes matures nécessaires est stable de 23 à 37 ans, mais il augmente de manière importante après 38 ans. Toutefois, pour les femmes âgées de 23 à 37 ans, la probabilité d'obtenir une naissance vivante est plus importante si le nombre d'ovocytes matures recueillis à la ponction est élevé, ce qui n'est pas le cas entre 38 et 43 ans. De plus, le taux de réussite est loin des 100 %.

L'autre risque est celui des grossesses tardives. En effet l'âge maternel augmente les risques de prématurité, d'hypertension, de diabète, de mort fœtale et surtout de mort maternelle à l'accouchement ; il est 10 à 15 fois plus élevé chez les femmes de plus de 45 ans.

Quelle est **la limite d'âge d'utilisation** dans le cadre d'une **autoconservation sociétale ?**

Les spécialistes de la fertilité divergent cependant sur la limite de l'âge maternel. Certains défendent la limite de 43 ans, âge choisi par la Sécurité sociale pour rembourser les FIV, tandis que d'autres veulent la repousser à 45 ans, date après laquelle les complications liées à de grossesse deviennent importantes, voire aux alentours de 48 ans, « âge physiologique » de procréation selon le législateur.

Le coût de l'**autoconservation sociétale**

À titre d'exemple, en Espagne en 2012, ce coût est de 1 950 € pour le prélèvement ovocytaire. Une somme à laquelle s'ajoutent entre 800 et 1 200 € de médicaments, et 250 € par an pour la conservation, les deux premières années étant gratuites.

Témoignage de psychologue

Conserver ses ovocytes quand ils sont performants, c'est-à-dire quand on est jeune et que devenir mère n'est pas à l'ordre du jour, peut paraître une attitude de bon sens. Mais n'est-ce pas réduire à une technique ce qui relève du désir et qui ne peut se programmer ? N'est-ce pas un leurre de croire qu'il existe un moment parfait pour avoir des enfants ? N'est-ce pas une incitation à toujours être plus exigeante quant au partenaire pour avoir cet enfant ?

On sait que la procréation n'est pas automatique même avec de bons ovocytes. Alors remettre à plus tard car on a conservé ses ovocytes risque d'entretenir le fantasme que tout est toujours possible. Or le temps passe et le nier ne change rien.

La cryoconservation de fragments d'ovaire

En 2010, 13 naissances ont été décrites dans le monde après une greffe de tissu ovarien. La congélation-décongélation-greffe des fragments ovariens aboutit à une perte importante de follicules. Il faut donc que le tissu ovarien congelé présente au départ une réserve suffisante de follicules pour avoir un espoir raisonnable de grossesse après décongélation. Ainsi, après guérison, l'utilisation de ces fragments décongelés peut se faire selon deux techniques :

- la greffe de fragments de tissu ovarien ;
- la culture de fragments de tissu ovarien en laboratoire afin d'obtenir des ovocytes.

La congélation d'embryons

Pourquoi congeler **ses embryons ?**

Le principal but de la congélation embryonnaire est d'apporter des possibilités de grossesse en plus de celles obtenues grâce au transfert immédiat des embryons « frais ». Dans le cadre d'une FIV, il est difficile de contrôler totalement le nombre d'ovocytes matures, le taux de fécondation et le nombre d'embryons obtenus. Ainsi, pour limiter le nombre d'embryons transférés et le risque de grossesse multiple, l'autoconservation d'embryons a été mise en place.

Seuls les embryons qui présentent des caractéristiques morphologiques satisfaisantes sont transférés lors d'un cycle FIV. Les autres embryons avec une évolutivité favorable sont congelés en vue d'un transfert lors d'un cycle ultérieur, sans avoir besoin d'une nouvelle ponction folliculaire. Ceux qui ne répondent pas aux critères prédéfinis par la stratégie du centre AMP ne sont ni transférés ni congelés.

Les principales indications sont les suivantes.

Les embryons dits « surnuméraires » obtenus au cours d'une AMP

Dans le cadre d'une AMP de type FIV, le nombre d'embryons frais transférés est de un à deux, rarement trois. Les embryons non transférés restants sont dits « surnuméraires ». Ces embryons en surnombre sont cryoconservés, après l'accord du couple, pour pouvoir être ensuite utilisés dans le cas où le couple décide d'entreprendre une nouvelle grossesse ou parce que la tentative avec les embryons frais fut un échec. Cela permet d'éviter les grossesses multiples et de réduire le risque d'hyperstimulation ovarienne.

Avant une tentative de FIV, si le couple refuse la congélation embryonnaire, le laboratoire met en fécondation un nombre limité d'ovocytes, afin d'éviter d'obtenir des embryons surnuméraires.

L'impossibilité de transfert d'embryons frais

Il peut arriver que le transfert des embryons ne puisse être immédiatement réalisé, par exemple, parce que :

- l'épaisseur de la muqueuse de l'utérus (endomètre) est insuffisante pour permettre l'implantation de l'embryon ;
- un état fébrile ou une autre maladie ne le permettent pas ;
- il existe un haut risque d'hyperstimulation ovarienne.

Avant un traitement stérilisant chez une femme vivant en couple

Dans le cadre d'une préservation du capital ovocytaire avant une chimiothérapie ou une radiothérapie, les embryons sont congelés en vue d'un transfert ultérieur.

Dans le cadre d'un don d'ovocytes

Parfois, pour des problèmes de logistique, les embryons obtenus à la suite de la fécondation in vitro entre le sperme du conjoint de la receveuse et les ovocytes de la donneuse sont cryoconservés pour un transfert ultérieur.

Comment les embryons sont-ils congelés ?

Les critères sont très exigeants car le processus de congélation/décongélation peut être agressif pour les embryons. Aussi tous les embryons en surnombre ne sont-ils pas systématiquement congelés. Il existe deux techniques :

- La congélation lente, technique la plus ancienne, qui dure deux heures, est le plus souvent proposée pour la congélation d'embryons précoces (au 2e ou 3e jour). Le taux de survie des embryons atteint environ 60 à 70 %.

■ La vitrification en quelques minutes est autorisée en France depuis 2010. Elle est utilisée depuis longtemps à l'étranger. Des milliers d'enfants sont déjà nés sans qu'on ait rapporté un taux d'anomalies différent de celui des enfants nés de congélation traditionnelle. Les résultats en vitrification semblent bien plus satisfaisants que ceux de la congélation lente, atteignant et/ou dépassant dans certains cas les taux de grossesse obtenus à partir d'embryons frais.

La technique de la vitrification est la plus utilisée car le taux de survie est meilleur. Le pourcentage d'embryons qui « survivent » au processus de congélation/décongélation en conservant des caractéristiques compatibles avec un transfert embryonnaire peut atteindre 90 %. La vitrification offre un avantage incontestable lorsqu'elle est réalisée à un stade embryonnaire tardif. En effet, le blastocyste contient entre 100 et 200 cellules de petite taille ; la destruction de quelques-unes d'entre elles est moins susceptible d'altérer le développement de l'embryon. Cependant, même si les embryons décongelés permettent une grossesse normale, il ne faut pas oublier que le taux de grossesse reste légèrement inférieur à celui obtenu avec des embryons frais : 15 à 20 % par transfert.

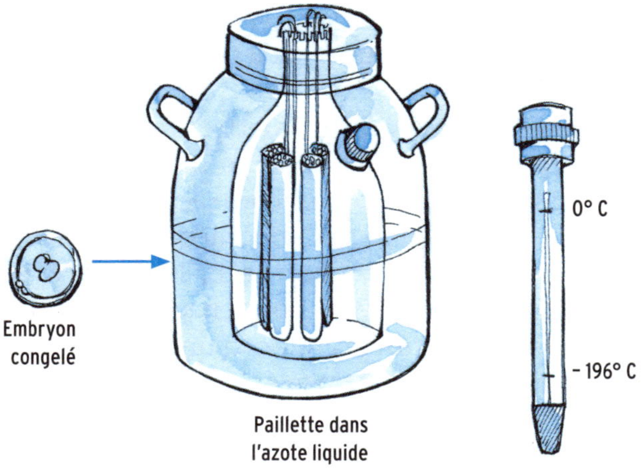

La congélation embryonnaire

Les embryons, comme les spermatozoïdes et les ovocytes, peuvent être conservés dans l'azote liquide à – 196 °C au sein d'un CECOS ou de tout centre d'assistance médicale à la procréation. L'embryon est placé dans une paillette en plastique, chaque paillette étant identifiable à partir de codes spécifiques.

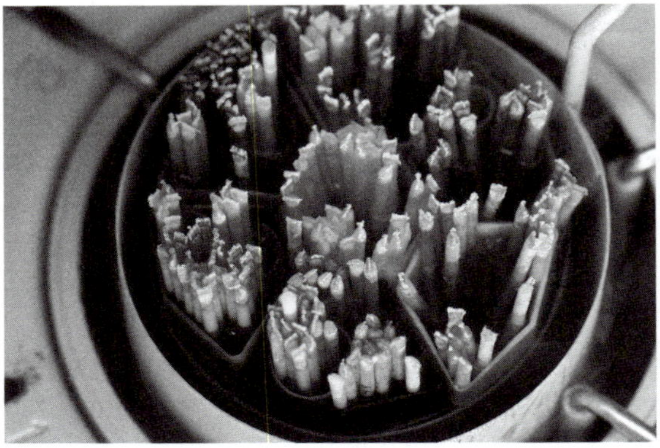

Paillettes d'embryons

Comment se passe le **transfert d'embryons congelés ?**

Le transfert d'embryons congelés (TEC) est une procédure simple qui peut se faire sur un cycle spontané ou sur un cycle artificiel par adjonction d'œstrogènes et de progestérone naturels. Le choix entre les deux techniques se fait essentiellement en fonction de la qualité de votre ovulation. Le transfert d'embryons congelés se fait dans les mêmes conditions que pour les embryons non congelés.

Pour les prises en charge, un transfert d'embryons congelés est considéré comme faisant partie d'une même tentative FIV (le nombre de tentatives de FIV remboursées est de quatre). Une demande d'entente préalable est effectuée auprès de l'assurance maladie. Les sérologies HIV, hépatite B, hépatite C et syphilis avant le replacement d'embryons pour chaque membre du couple doivent être à jour. La présence du conjoint est indispensable le jour du transfert d'embryon congelé. Une vérification des identités est effectuée en conformité avec les textes de loi.

Un contrôle échographique permet d'évaluer l'épaisseur de l'endomètre pour le succès de l'implantation. Cette surveillance dure en moyenne moins de deux semaines. Après un contrôle de leur qualité et une courte période de culture, les embryons décongelés sont placés dans l'utérus entre deux et cinq jours après l'ovulation par l'intermédiaire d'un cathéter fin identique à celui d'une FIV.

Le taux de grossesse par transfert d'embryons cryconservés est légèrement inférieur à celui par transfert d'embryons frais, entre 15 et 20 %. Cependant les grossesses qui suivent ce type de traitement se poursuivent tout à fait normalement. Le taux de malformations reste semblable à d'autres types de traitements ou de grossesses obtenues de manière « naturelle ». Le développement intellectuel et physique des enfants est également comparable.

Que deviennent les **embryons cryoconservés ?**

Depuis la naissance de Zoé en 1984 en Australie, des centaines de milliers d'enfants issus d'embryons congelés sont nés à travers le monde. La conservation dans l'azote liquide peut durer des années sans altération des embryons.

Les embryons dits « surnuméraires » sont cryoconservés afin que les couples puissent les utiliser lors d'un transfert ultérieur. La conservation des embryons, comme celle des gamètes, fait l'objet d'une inscription dans un registre, afin d'en assurer notamment la traçabilité. Un couple ne peut commencer un nouveau cycle de fécondation in vitro tant qu'il dispose encore d'embryons congelés. Il ne peut y avoir d'exception que si un problème de qualité affecte les embryons conservés. Le couple doit alors renoncer par écrit à les utiliser.

Les embryons congelés sont conservés par périodes d'un an prorogeables. Cependant le couple décide, à l'intérieur d'une période de cinq ans prévue par la loi, si les embryons peuvent être « décongelés » pour être ensuite transférés dans l'utérus. Lors d'une décongélation, les embryons ayant survécu au procédé congélation/décongélation sont transférés le jour même.

- S'il n'y a pas eu de grossesse à la suite de la FIV, les embryons congelés sont transférés au cours des cycles suivants.
- S'il y a eu grossesse lors de la FIV, les embryons sont cryoconservés.

Les embryons sont la propriété des deux membres du couple. Ils ne peuvent être utilisés qu'en présence et avec l'accord des deux conjoints. En cas de séparation du couple, suite à un divorce ou un décès, les embryons congelés ne pourront être transférés.

Chaque année, le laboratoire transmet une facturation pour la conservation des embryons congelés (prise en charge par la Sécurité sociale) et adresse un courrier au couple afin de connaître ses souhaits sur les embryons congelés :

- soit les utiliser pour un nouveau transfert ;
- soit les conserver un an de plus, et la demande de conservation des embryons devra être renouvelée par écrit chaque année.

S'il n'existe pas de désir d'autre(s) enfant(s), le devenir des embryons congelés sera réglé selon la loi de bioéthique en vigueur. Actuellement, le choix est donné entre l'arrêt de conservation et le don pour un autre couple ou pour la recherche médicale.

Les règles de fonctionnement des laboratoires agréés et des CECOS

- Aucun embryon détruit sans l'accord du couple.
- Incitation par courrier à stopper la conservation lorsque la femme a atteint 45 ans. Arrêt effectif seulement après autorisation du couple.
- Si le couple est hors limite d'âge, attente de l'accord du couple pour l'arrêt de conservation.
- Pas de transfert d'embryons après décongélation hors des limites du référentiel de prise en charge.
- Priorité donnée au transfert d'embryons et convocation du couple quand il n'y a pas eu d'utilisation.
- Au cas par cas pour le délai de conservation.

Que deviennent les embryons congelés abandonnés ou « orphelins » ?

Majoritairement, les embryons congelés servent à réaliser le désir d'enfant de ceux qui sont à l'origine de leur création. Il arrive néanmoins que le projet parental du couple prenne fin alors même que des embryons congelés restent à disposition. Trois options sont offertes depuis 2004 aux couples « propriétaires » de ces embryons. Chaque année, les deux membres du couple sont consultés pour savoir s'ils maintiennent leur projet parental.

S'ils n'ont plus de projet parental ou si l'un des membres du couple est mort, les deux membres du couple, ou le survivant, peuvent choisir entre donner en « accueil » leurs embryons à un autre couple, demander l'arrêt de leur « conservation » ou les donner à la recherche.

Si après plusieurs sollicitations le couple reste silencieux ou s'il y a désaccord au sein du couple sur l'option à retenir, il est mis fin à la conservation des embryons si ceux-ci sont congelés depuis plus de cinq ans (article L. 2141-4 du Code de la santé publique). Il est également mis fin à la conservation des embryons pour lesquels un consentement a été donné en vue de leur accueil si ceux-ci n'ont pas été accueillis dans un délai de cinq ans.

Le don d'embryons face à la recherche

La recherche sur les embryons et les cellules souches embryonnaires est autorisée de manière très encadrée depuis 2004, même si son régime a été assoupli en 2013. La pertinence scientifique de la recherche doit être établie et, qu'elle soit fondamentale ou appliquée, elle doit s'inscrire dans une finalité médicale. Il est interdit de créer in vitro des embryons ou d'en constituer par clonage pour la recherche. Seuls peuvent être utilisés des embryons qui ont été créés dans le cadre d'une assistance médicale à la procréation et qui restent en excédent, lorsque prend fin le projet parental du couple qui en est à l'origine.

Avant de donner son consentement au don de ses embryons à la recherche, le couple, ou le membre survivant, doit être informé des différents devenirs possibles. Ce consentement doit être consigné par écrit et confirmé après un délai de réflexion de trois mois. Il est révocable sans motif tant que la recherche n'a pas débuté. À noter toutefois que les embryons qui ne semblent pas être d'une qualité suffisante pour être conservés et transférés peuvent être donnés à la recherche, par un consentement écrit du couple qui n'a pas besoin d'être confirmé.

Chapitre 10
Le don de spermatozoïdes, d'ovocytes et d'embryons

La pratique du don de sperme en France est bien connue. Il faut savoir que le don d'ovocytes et d'embryons existe aussi en France et qu'il est légal. La prise en charge est identique à celle du don de sperme. Le droit français autorise pareillement le don de sperme et le don d'ovocytes, à la différence de certains des pays voisins. Le régime qui encadre le don de gamètes s'applique indifféremment aux hommes et aux femmes. Néanmoins des dispositions spécifiques sont prévues pour le don d'ovocytes compte tenu des contraintes médicales qu'impose leur recueil.

Quand faut-il recourir au don ?

Don	Causes médicales
Don de sperme	Anomalies de sperme majeures
	Anomalies génétiques
	Échec FIV-ICSI
Don d'ovocytes	Insuffisance ovarienne prématurée
	Âge maternel
	Anomalies génétiques
Accueil d'embryons	Infertilité double
	Anomalies génétiques

Quelles sont **les règles ?**

Que dit **la loi ?**

« Le donneur doit avoir procréé. Son consentement et, s'il fait partie d'un couple, celui de l'autre membre du couple sont recueillis par écrit et peuvent être révoqués à tout moment jusqu'à l'utilisation des gamètes. » (Article L. 1244-2 du Code de la santé publique.)

Depuis 2004, il n'est plus exigé pour être donneur de vivre en couple.

En France, le don est volontaire, gratuit et anonyme :

- Le don est volontaire et réalisé librement sans pression d'aucune sorte.
- Le don est gratuit. Aucune rémunération ne peut être attribuée au donneur. C'est là une application particulière de l'interdiction générale de rétribuer la personne qui donne des éléments ou des produits de son corps. Mais tous les frais engagés par le donneur à l'occasion du prélèvement de ses gamètes doivent être pris en charge : les dépenses de transport et d'hébergement, l'éventuelle perte de rémunération en raison de l'absence au travail sont remboursées par l'établissement de santé qui réalise le prélèvement. Les frais d'examens et de traitements prescrits en vue du prélèvement sont pareillement couverts (article R. 1211-2 et suivants du Code de la santé publique – CSP).
- Le don est anonyme : « Le donneur ne peut connaître l'identité du receveur, ni le receveur celle du donneur. Aucune information permettant d'identifier à la fois celui qui a fait don d'un élément ou d'un produit de son corps et celui qui l'a reçu ne peut être divulguée » (article L. 1211-5 CSP). En cas de divulgation d'une information permettant d'identifier une personne qui a fait un don de gamètes et le couple qui l'a reçu, des sanctions pénales sont prévues (amende de 30 000 euros et deux ans d'emprisonnement).

Seule la nécessité thérapeutique peut permettre de porter atteinte au principe d'anonymat. Lorsque la prise en charge médicale d'un enfant issu du don de gamètes le requiert, un médecin peut accéder aux informations consignées dans le dossier médical du donneur, constitué au moment du recueil de ses gamètes.

Inversement, si une anomalie génétique est diagnostiquée chez le donneur, après le don de ses gamètes, et s'il existe des moyens de prévenir ou de soigner cette maladie, le donneur peut autoriser son médecin à prendre contact avec le centre d'AMP afin de prévenir les enfants éventuellement issus du don.

Le principe de l'anonymat du don est prolongé par l'interdiction d'établir un lien de filiation entre l'auteur du don et l'enfant issu de la procréation par don, dans l'éventualité très improbable où ils seraient identifiés. Par ailleurs, aucune action en responsabilité ne pourra jamais être exercée à l'encontre du donneur.

Du fait de l'anonymat, le (la) donneur(se) ne peut pas avoir des informations sur l'utilité réelle de son don. Il ne pourra savoir combien d'enfants en sont issus, ni même s'il y en a aucun.

Le « **recrutement** » d'un(e) donneur(se) volontaire : **mythe ou réalité ?**

La personne qui désire donner ses gamètes doit le faire spontanément. Encore faut-il qu'elle y ait pensé… Des campagnes d'information du public en faveur du don sont permises, mais toute mesure de publicité en faveur d'un établissement déterminé est interdite. À noter que, depuis 2011, le médecin traitant est tenu d'informer ses patients sur le don de sperme et le gynécologue ses patientes sur le don d'ovocytes.

Le donneur peut aussi avoir été sensibilisé au don par un couple infertile de son entourage proche. Il est néanmoins interdit à l'équipe médicale d'exiger du couple infertile demandant à bénéficier d'un don de gamètes qu'il recrute préalablement un donneur qui accepterait de donner ses gamètes de manière anonyme à un couple tiers. Des sanctions pénales sont prévues en cas de violation de la loi sur ce point (deux ans d'emprisonnement et 30 000 euros d'amende). Il faut pourtant savoir que le manque de gamètes est tel que les centres de biologie de la reproduction n'ont eu d'autre choix que de solliciter les couples receveurs pour informer leur entourage familial ou amical afin d'accroître le recrutement des donneurs et, surtout, des donneuses. La personne qui donne ses gamètes par solidarité envers un couple qu'elle connaît peut parfois lui permettre de réduire le délai d'attente.

Questions pratiques d'un(e) **donneur(se)**

Combien de fois ?

La loi le précise indirectement en interdisant que le recours aux gamètes d'un même donneur puisse délibérément conduire à la naissance de plus de 10 enfants. Il est donc nécessaire pour les centres de biologie de la reproduction de constituer des dossiers sur les donneurs et de tenir des registres de gamètes afin de mettre en place un système de vérification.

Où le don de gamètes peut-il avoir lieu ?

Les gamètes ne peuvent être recueillis que dans un établissement autorisé qui procédera à des tests de dépistage de maladies transmissibles avant que les gamètes ne puissent être utilisés. L'utilisation de sperme frais pour inséminer une femme ainsi que le mélange de spermes sont expressément interdits et sanctionnés par la loi (deux ans d'emprisonnement et 30 000 euros d'amende).

Quelles formalités entourent le don de gamètes ?

Tous les donneurs doivent être informés, au cours d'entretiens individuels, des règles légales encadrant le don ainsi que des tests médicaux à effectuer avant de pouvoir donner. Les résultats de ces tests ne leur sont communiqués que s'ils le souhaitent.

Les donneurs doivent consentir à la conservation d'un dossier contenant des informations relatives à leur santé et où ensuite sera, notamment, consigné le nombre d'enfants issus du don. Il faut pouvoir, entre autres, s'assurer qu'un donneur n'est pas à l'origine de plus de 10 enfants (voir *supra*). Ce dossier, rendu anonyme par l'attribution d'un code d'identification du donneur, est conservé pendant une durée minimale de 40 ans. En cas de besoin, il n'est accessible qu'aux médecins des centres d'AMP.

Questions pratiques du **couple receveur**

Quels liens de filiation ?

Chaque membre du couple doit donner son consentement, par déclaration conjointe, devant le président du tribunal de grande instance de son choix, ou son délégué, ou devant un notaire. Cette déclaration est recueillie dans des conditions garantissant le secret, hors la présence de tiers. Une copie de cet acte ne peut être délivrée qu'aux seuls membres du couple concerné.

Cette déclaration conjointe doit être l'occasion pour le juge ou le notaire d'informer le couple des conséquences du recours à un don de gamètes. Il s'agit de leur expliquer que les liens de filiation entre l'enfant et le couple bénéficiaire du don sont protégés et stabilisés par des règles de droit spécial.

Qui est la mère de l'enfant ?

Le droit commun s'applique : la femme qui accouche, même si elle a bénéficié d'un don d'ovocytes, est de plein droit la mère de l'enfant dès lors qu'elle est désignée comme telle dans l'acte de naissance.

Qui est le père de l'enfant ?

L'établissement de la paternité varie selon que le couple est ou non marié. En mariage, le mari est présumé être le père de l'enfant ; hors mariage, aucune présomption légale ne désigne le père et le consentement de recourir à un don de gamètes, préalablement exprimé devant le juge ou le notaire, ne peut être assimilé à une reconnaissance de paternité. L'établissement de la paternité suppose que l'homme aille volontairement reconnaître l'enfant devant l'officier de l'état civil. S'il ne le fait pas, la loi peut l'y contraindre : d'une part, dès lors que l'homme a consenti à l'AMP avec don de gamètes, sa responsabilité pourra être engagée et il pourra être condamné au versement de dommages-intérêts à la mère ; d'autre part, sa paternité pourra être reconnue de manière forcée par un tribunal, au terme d'une action judiciaire en recherche de paternité.

Est-il possible de contester la filiation ?

Le juge ou le notaire doivent aussi informer les deux membres du couple que leur consentement à une telle procréation leur interdit toute contestation de la filiation de l'enfant qui en sera issu, au motif qu'elle ne serait pas conforme à la vérité biologique. Une telle action judiciaire en contestation ne sera exceptionnellement ouverte que s'il est soutenu que l'enfant n'a en réalité pas été conçu par AMP avec don de gamètes ou si le consentement d'un des membres du couple a été privé d'effet avant la réalisation de l'AMP. Cette dernière hypothèse vise les cas de décès ou de divorce, mais aussi l'éventualité d'une révocation par écrit de son consentement, par l'homme ou la femme, auprès du médecin en charge de l'AMP.

Le **don de sperme**

Les deux premières banques de sperme ont été ouvertes en France en 1973 sous le nom de CECOS, Centre d'étude et de conservation des œufs et du sperme humains. Le don de sperme ne peut être fait que dans un CECOS. Ceux-ci sont implantés dans des centres hospitaliers universitaires, garants de l'égalité de prise en charge (voir annexe 2).

Quelques chiffres **en France**

En 2012 :

- 235 hommes ont fait un don de spermatozoïdes.
- Plus de 2 400 couples en démarche d'assistance médicale à la procréation sont en attente d'un don.
- Près de 1 140 enfants sont nés suite aux démarches de don de spermatozoïdes.

Le don de spermatozoïdes

	2009	2010	2011	2012
Donneurs	400	306	231	235
Couples receveurs	2 314	2 980	2 886	2 426

Source : Agence de la biomédecine.

Le **donneur**

Les donneurs se présentent soit spontanément, suite à un article de presse par exemple, soit parce qu'ils ont été sensibilisés par des couples ayant besoin de recourir au don pour procréer.

Seule la moitié environ des donneurs qui se présentent dans un CECOS sont retenus. L'autre moitié est exclue en raison le plus souvent de critères génétiques ou parce qu'ils n'effectuent pas la prise de sang de contrôle à l'issue de la période de quarantaine.

Qui peut donner ?

En France, pour faire un don de spermatozoïdes, le donneur doit :

- Être âgé de plus de 18 ans et de moins de 45 ans ; à partir de 45 ans, la fertilité de l'homme diminue et les risques d'anomalies génétiques augmentent. Cependant aucune limite d'âge n'est fixée par la loi.

- Être père d'au moins un enfant : le fait que le donneur ait un enfant prouve sa fertilité et son expérience de la parentalité. Pour les hommes n'ayant pas eu d'enfant, la possibilité du don est mentionnée dans la loi votée en juillet 2011 et en attente du décret d'application.
- Avoir l'accord de sa compagne si l'homme vit en couple. Le consentement du donneur et, s'il fait partie d'un couple, celui de l'autre membre du couple est recueilli par écrit et peut être révoqué à tout moment jusqu'à l'utilisation des gamètes (article L. 1244-2).
- Être en bonne santé.

Les donneurs bénéficient de la prise en charge des frais occasionnés par le don. Un donneur ne peut donner que dans un seul CECOS. Aucune des informations concernant le donneur n'est accessible aux personnes extérieures du centre.

Dans la plupart des CECOS, le donneur rencontre le psychologue. C'est un autre espace de parole, qui donne l'occasion au donneur de s'interroger sur sa démarche.

Le premier rendez-vous

Un premier rendez-vous permet d'aborder les questions relatives au don et les modalités pratiques. Il permet de s'assurer que le donneur remplit les conditions légales et médicales pour effectuer un don de spermatozoïdes. Plusieurs rendez-vous avec l'équipe médicale (gynécologues, biologistes, généticiens, psychologues) seront programmés pour mener à bien le projet de don. Le donneur doit signer un formulaire de consentement au don. Il peut revenir à tout moment sur sa décision de don, et ce jusqu'à l'utilisation des spermatozoïdes. S'il vit en couple, l'accord de sa conjointe sera également recueilli.

Le médecin interroge le donneur afin de définir ses antécédents personnels et familiaux, sa fertilité (nombre d'enfants, délai pour concevoir…) et ses habitudes de vie (alcool, tabac…). Cela vise à confirmer la « bonne santé » du donneur et à éliminer les risques de transmission de maladies héréditaires. Un bilan biologique et une consultation génétique sont aussi effectués.

Le bilan du premier rendez-vous pour un don de sperme

Caractéristiques physiques	Bilan biologique
Taille, poids Couleur de la peau (blanche, noire, autre) Couleur des yeux (marron, bleus, verts, noirs, autre) Couleur des cheveux (blonds, châtain clair, châtain foncé, noirs, roux, autre) Texture du cheveu (lisse, ondulée, frisée, autre) Origine ethnique	Détermination du groupe sanguin Rhésus Tests virologiques (prise de sang) : hépatite B, hépatite C, HIV, syphilis, cytomégalovirus (CMV) Recherche d'infections : spermoculture, *Chlamydia*, mycoplasmes et autres

En France, la loi impose que le donneur accepte le consentement pour des analyses génétiques. Au cours de cette consultation, un arbre généalogique est réalisé, permettant de déceler une éventuelle maladie génétique qui entraînerait l'exclusion du donneur. Des facteurs de risque peuvent être mis en évidence (myopie, allergie…), qu'il ne faudra pas associer à des facteurs de risque existants dans la famille de la receveuse.

À l'issue de la consultation, le donneur donne par écrit son consentement à des analyses génétiques. Cela nécessite une prise de sang pour, d'une part, l'étude du nombre et de la morphologie des chromosomes (caryotype) et, d'autre part, parfois, une analyse au niveau des gènes (demandée par le généticien selon le contexte familial, médical…). Seuls les donneurs dont le caryotype ne montre pas d'anomalie seront retenus.

Le recueil de sperme

Le premier recueil de sperme permet de vérifier les caractéristiques des spermatozoïdes et l'absence d'infection. S'il est validé, la congélation (cryoconservation) peut être faite.

Les spermatozoïdes recueillis sont alors conditionnés dans des paillettes, congelés, puis conservés dans de l'azote liquide à une température de – 196 °C au CECOS jusqu'à leur attribution à des couples receveurs en vue d'une assistance médicale à la procréation. Un test de décongélation est pratiqué sur l'une des paillettes afin d'apprécier la tolérance des spermatozoïdes au processus de congélation/décongélation. Le CECOS ou les autres laboratoires agréés sont responsables de la sécurité, de la qualité et de la traçabilité de leurs prestations. Aucun recueil à domicile n'est autorisé.

Les recueils de sperme suivants s'effectuent idéalement après trois à cinq jours d'abstinence sexuelle. Le sperme est contrôlé à chaque recueil.

La quarantaine

Les paillettes de sperme sont conservées dans l'azote liquide. Puis, six mois minimum après le dernier recueil de sperme, les tests virologiques (HIV, hépatite B, hépatite C, cytomégalovirus (CMV), syphilis…) sont à nouveau réalisés. S'ils sont validés, les paillettes de sperme pourront être attribuées à un couple receveur. Un code est utilisé pour l'identification des paillettes.

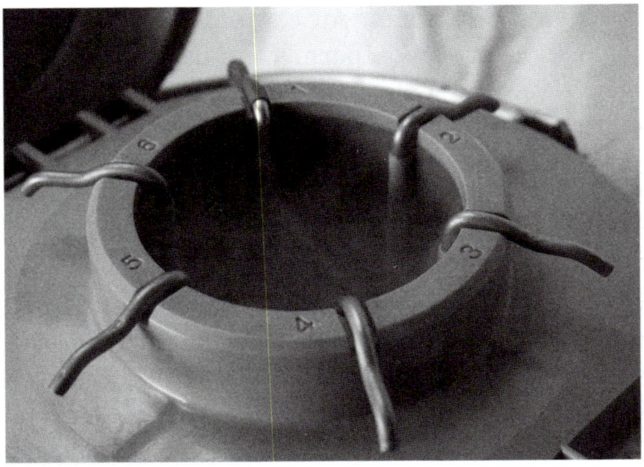

Don de sperme

Le couple **receveur**

Qui peut recevoir un don de sperme ?

Le don de spermatozoïdes est destiné à des couples hétérosexuels ne pouvant pas avoir d'enfant, soit parce que l'homme n'a pas de spermatozoïdes, soit parce que ceux-ci ont été détruits à la suite d'un traitement médical. Il peut également être destiné à des couples où l'homme risque de transmettre une maladie grave à son enfant ou à sa conjointe, ou à certains couples en échec d'assistance médicale à la procréation intraconjugale.

La principale indication est l'infertilité masculine :

- une azoospermie (absence de spermatozoïdes) ;
- une oligo-asthéno-tératozoospermie sévère (OATS), après échec des autres techniques d'AMP.

Cependant, depuis la loi de bioéthique de 2011, le couple peut, s'il le souhaite, recourir au don même s'il n'a pas tout « tenté » en AMP intraconjugale (article L. 2141-7 du Code de la santé publique) : « L'assistance médicale à la procréation avec tiers donneur peut être mise en œuvre lorsqu'il existe un risque de transmission d'une maladie d'une particulière gravité à l'enfant ou à un membre du couple, lorsque les techniques d'assistance médicale à la procréation au sein du couple ne peuvent aboutir ou lorsque le couple, dûment informé dans les conditions prévues à l'article L. 2141-10, y renonce. »

Comme dans le cas de l'AMP intraconjugale, le couple receveur doit être en âge de procréer. Étant donné les délais d'attente, l'inscription doit être réalisée avant les 39 ans pour la femme (jusqu'au 40e anniversaire) et les 57 ans pour l'homme (jusqu'au 58e anniversaire). En effet, l'âge limite de la femme pour la réalisation d'une AMP est fixé à 42 ans (jusqu'au 43e anniversaire). La décision définitive sera prise par l'équipe pluridisciplinaire.

Le premier entretien

Le couple receveur doit faire une demande de don de sperme dans un centre spécialisé, le CECOS. Un premier entretien permet d'expliquer au couple les modalités du don de spermatozoïdes. C'est aussi l'occasion pour le couple de poser toutes ses questions sur le don de spermatozoïdes.

Les critères morphologiques du couple sont notés (couleur de peau, taille, corpulence, couleur et texture des cheveux, couleur des yeux, groupe sanguin, Rhésus). Ils serviront pour l'appariement, qui prend en compte aussi bien des caractéristiques morphologiques de la femme que de l'homme, le principe n'étant pas tant de rechercher une homologie avec l'homme, mais d'éviter l'introduction d'un caractère héréditaire n'existant chez aucun des conjoints.

L'attente

À l'issue de cette première consultation débute un délai d'attente, qui va être mis à profit par le couple pour :

- rencontrer le psychologue ou le psychiatre du CECOS : le psychologue apporte des informations qui viennent compléter celles du gynécologue et du biologiste ;
- consulter le gynécologue qui effectue le bilan afin de définir la prise en charge adéquate : insémination, fécondation in vitro… ;
- pratiquer les examens complémentaires demandés par le CECOS lors de la première visite ;
- obtenir auprès du tribunal de grande d'instance (gratuit) de votre région ou auprès d'un notaire (payant) un consentement à la procréation médicalement assistée nécessitant l'intervention d'un tiers donneur.

Le délai d'attente pour l'obtention du don de sperme varie selon le CECOS, la région, le nombre de donneurs et les paramètres d'appariement du couple : il peut atteindre en moyenne 14 à 24 mois. Le déficit en donneurs de certaines origines (Afrique, Asie, Antilles) rend plus difficile la prise en charge des couples ayant les mêmes origines. Le couple est invité à reprendre contact avec le centre à la date fixée par le médecin pour faire un point sur le dossier et sur la disponibilité d'un donneur.

Témoignage de médecin

Quand je reçois un couple pour une demande de don de sperme, le couple receveur, et en particulier la femme, s'étonne du délai d'attente pour l'obtention de la première paillette de sperme (14 à 24 mois). Un sentiment de désespoir et de douleur s'exprime : « Nous avons tant attendu, il faut attendre encore et encore…. » J'explique la raison de ce délai : peu de donneurs pour une demande de don croissante. Ce temps d'attente permet de rencontrer le psychologue, d'effectuer les démarches administratives, de réaliser les examens médicaux nécessaires pour l'AMP, et surtout de prendre le temps de « mûrir » cette demande de don de sperme.

Le rôle de la commission pluridisciplinaire

Une commission regroupant les biologistes, les généticiens, les psychologues, les médecins gynécologues et andro-urologue permet soit de valider la demande du couple receveur, soit d'exiger des compléments d'information afin de valider la demande. Cette acceptation repose sur des critères médicaux (est-ce que le recours au don de sperme est la bonne réponse pour ce couple ?) et psychologiques (est-ce que ce couple est prêt pour le recours au don de sperme ?).

La commission décide d'une date estimée de première délivrance de paillettes, selon un délai d'attente propre à chaque CECOS. Au cours de cette réunion, les dossiers des donneurs de sperme sont également examinés. La commission peut décider de présenter les éléments d'un dossier dont l'indication pose problème à la Commission semestrielle des CECOS, qui réunit tous les CECOS de France. Ceci permet d'obtenir l'avis d'autres professionnels.

Témoignage de psychologue

Un grand nombre d'hommes recourant au don de gamètes ont eux-mêmes vécu une filiation plurielle. Un exemple : « Mon grand-père était de la DDASS, il n'a pas connu ses parents et ça ne l'a pas empêché de fonder une famille : je suis son petit-fils, mais si je veux à mon tour des enfants il faut que je recoure à un donneur. Quelle importance... Je sais que ce qui fait un père, ce n'est pas le spermatozoïde, ou du moins c'est plus qu'insuffisant. » Trois générations plus tard, l'arrière-petit-fils connaîtra ses parents mais pas le donneur de spermatozoïdes. Et l'histoire du grand-père aidera le petit-fils à accepter de devenir père sans transmettre ses gènes.

L'assistance médicale à la procréation

L'assistance médicale à la procréation avec don de spermatozoïdes est prise en charge par l'assurance maladie à 100 % au titre de l'infertilité. Un maximum de six inséminations artificielles et de quatre fécondations in vitro est pris en charge par la Sécurité sociale avant le 43e anniversaire de la femme.

La prise en charge peut avoir lieu en insémination intra-utérine ou plus rarement intra-cervicale, ou bien en FIV. Si des embryons surnuméraires ont été congelés, ils pourront être transférés sans qu'il soit nécessaire de refaire une ponction. Les procédures d'insémination et/ou de fécondation in vitro restent semblables à celles de prise en charge intraconjugale.

En vue de la tentative d'AMP, en accord avec le centre de conservation du sperme et le gynécologue, le couple vient chercher la (ou les) paillette(s) contenant les spermatozoïdes pour l'apporter au cabinet du gynécologue ou au centre d'AMP. La préparation des paillettes peut aussi avoir lieu au CECOS. En revanche, le CECOS ne se charge pas du transport des paillettes.

L'insémination artificielle avec sperme de donneur peut se pratiquer dans le cabinet d'un gynécologue de ville ou dans des centres d'assistance médicale à la procréation.

La fécondation in vitro (classique ou avec ICSI) avec sperme de donneur est systématiquement pratiquée dans des centres d'assistance médicale à la procréation autorisés, par des praticiens agréés pour cette activité. Ces établissements sont agréés par l'Agence régionale de santé. Si cette tentative n'est pas suivie d'une grossesse, une nouvelle AMP est programmée.

Pour une deuxième demande

Si le couple a eu un premier enfant par don de sperme, et qu'il souhaite débuter une deuxième grossesse, il doit refaire une seconde demande auprès du CECOS initial afin de réactualiser le dossier. Il devra également revoir le psychologue du CECOS afin de lui faire part de son expérience de la parentalité et d'obtenir des conseils en cas d'interrogation. La commission pluridisciplinaire examine aussi ces deuxièmes demandes.

Le délai d'attente est généralement plus court, en moyenne six à neuf mois.

Les résultats des AMP avec don de sperme (2012)

Techniques AMP	Tentatives	Grossesses échographiques	Accouchements (% par tentative)	Enfants nés
Inséminations intra-utérines (IIU)	3 870	805	702 (18,1 %)	770
Inséminations intracervicales (IIC)	218	24	21 (9,6 %)	19
FIV conventionnelles	374	94	80 (21,3 %)	92
FIV avec ICSI	848	207	155 (18,2 %)	176
TEC	418	103	81 (19,3 %)	84

Tentatives : nombre de traitements commencés ; ICSI : injection intracytoplasmique ; TEC : transfert d'embryons cryoconservés. Le nombre d'enfants nés est supérieur au nombre d'accouchements en raison de grossesses multiples.

Les statistiques présentées en 2014 sont celles de l'année 2012 publiées par l'Agence de la biomédecine. Les taux de réussite reportés ci-dessous représentent la moyenne générale de l'ensemble des centres d'AMP agréés.

La procréation par don de sperme est comme la procréation naturelle : il persiste un risque d'anomalie génétique et le bilan chez le donneur ne peut pas tout prévoir. Ainsi, les grossesses après don doivent être surveillées comme toutes les autres grossesses.

Pour plus **d'informations**

- Numéro vert : 0800 541 541
- www.dondespermatozoides.fr

Témoignage de psychologue

Que se passe-t-il lorsque l'un des membres du couple est stérile ? Par exemple, lorsque Monsieur n'a pas de spermatozoïdes. Ils sont alors envoyés au CECOS. Après avoir rencontré l'équipe médicale (biologistes, généticiens, gynécologues...), le couple doit systématiquement avoir un entretien avec un psychologue.

Suivant le moment de notre rencontre, ces couples peuvent être encore sous le coup de l'annonce de l'azoospermie. Souvent, ils se demandent encore s'il n'y a pas une autre solution... et dans les meilleurs cas, ils en sont déjà à faire le deuil de leur fertilité. « C'est moins grave qu'une maladie mortelle », disent-ils fréquemment. Si les couples arrivent jusqu'à moi, c'est que cette épreuve les a rapprochés malgré des périodes de doute sévère où l'homme a confondu stérilité et impuissance.

La question de la sexualité revient souvent en effet dans l'entretien et, avec elle, bien sûr, la question du sens de cette nouvelle filiation. Qu'en est-il d'une paternité qui commence par une conception avec sperme de donneur ? Les entretiens permettent parfois de repérer les hommes qui ne sont pas prêts et qui disent : « Mais je ne serai pas le vrai père. » Il importe alors de les accompagner pour qu'ils puissent mûrir leur projet. La première étape est d'admettre que celui qui donne ses spermatozoïdes n'est pas celui qui conçoit l'enfant. Ce qui va faire qu'un enfant sera conçu, c'est le désir d'un homme et d'une femme de le mettre au monde malgré un handicap qui était insurmontable il y a à peine quelques décennies : l'absence de gamètes. Le donneur, qui est lui-même père, ne fait que donner, pour des raisons qui lui appartiennent, de quoi permettre la conception d'un enfant par un couple infertile.

Témoignage de psychologue

Une grande question demeure : que dire à l'enfant de sa conception ? Très souvent, on me le demande spontanément ; et si ce n'est pas le cas, je pose moi-même la question, qui est sans doute l'une des plus complexes et des plus importantes. Car si les couples sont arrivés jusqu'au CECOS, ils sont plus ou moins prêts à recourir à cette technique. Mais selon qu'ils sont prêts ou pas à dire à l'enfant son mode de conception, on peut évaluer leur degré de liberté par rapport à cette démarche.

Avec le psychologue, le couple doit faire le cheminement intérieur qui va lui permettre de considérer que le père, c'est celui qui a désiré l'enfant, celui qui assure la fonction paternelle. Cette prise de conscience leur permettra de dire à l'enfant qu'ils ont eu recours à un don. Pourquoi pas ? Cela accompagnera sa vie comme d'autres bribes de son histoire.

Lorsque, vers 4 ans, l'enfant posera des questions sur « Comment on fait les enfants ? », on pourra commencer à lui expliquer les choses. On peut d'abord lui transmettre comme un invariant humain qu'il faut s'aimer et vouloir un enfant pour qu'il vienne. « En principe, la petite graine de papa rencontre la petite graine de maman et ça pousse dans son ventre. Mais comme toi tu ne venais toujours pas, on est allé voir le docteur, spécialiste qui nous a aidés en nous donnant la petite graine qui manquait. »

L'enfant saura alors qu'il y a plusieurs façons de concevoir un enfant. Lui est né sous le signe de la solidarité humaine. N'est-ce pas de bon augure ?

Suite à ce genre de mises au point, nombre de couples sortent de la consultation convaincus et apaisés. Cela ne signifie pas que la décision est alors vraiment prise, ni qu'à coup sûr ils parleront à leur enfant. Cependant, ils ont pris conscience qu'ils n'ont rien de honteux à cacher, et que la peur de ne pas être légitime n'est pas fondée.

Notons par ailleurs que d'ici quelques années, il sera très facile d'établir sa carte génétique, ce qui rend le secret encore moins pertinent.

Le don d'**ovocytes**

Un don encore trop rare. Le don d'ovocytes existe bien en France et il est parfaitement légal. Les donneuses d'ovocytes ont été un peu plus nombreuses en 2011 que l'année précédente, avec 402 donneuses ponctionnées (soit 70 donneuses supplémentaires par rapport à 2010). Grâce à l'engagement de ces donneuses et à leurs dons d'ovocytes, 208 enfants sont nés en 2011. Cependant, pour répondre à l'ensemble des demandes, il aurait fallu 900 donneuses supplémentaires, sachant qu'un don permet en moyenne d'aider deux couples. Il y a environ 1 800 couples en attente d'attribution d'ovocytes. Les délais d'attente peuvent aller jusqu'à plusieurs années.

Donneuses d'ovocytes : activité relative aux donneuses et aux couples receveurs de 2009 à 2012

	2009	2010	2011	2012
Donneuses				
Ponctions réalisées dans l'année ayant abouti à un don d'ovocytes	328	356	401	422
Couples receveurs				
Couples receveurs ayant bénéficié d'un don d'ovocytes	570	620	716	713
Couples receveurs en attente de don d'ovocytes au 31 décembre de l'année	1 673	1 238	1 723	2 110

Source : Agence de la biomédecine.

En France, le don d'ovocytes, comme tous les dons d'éléments du corps humain, est encadré par la loi de bioéthique. Il est réalisé par des praticiens compétents dans des centres agréés. Les centres, au nombre de 21 en France, sont constitués en réseau : le groupe d'études pour le don d'ovocyte (GEDO).

La **donneuse**

Qui peut donner ?

Pour faire un don d'ovocytes, la donneuse doit :

- Être majeure.
- Avoir l'accord du conjoint si elle vit en couple.

- Être âgée de moins de 35 ans (entre 35 et 37 ans, acceptation en fonction du bilan ovarien). Cependant aucune limite d'âge n'est fixée par la loi.
- Avoir eu un enfant.
- Être en bonne santé.

Pour les femmes n'ayant pas eu d'enfant, la possibilité du don est mentionnée dans la loi votée en juillet 2011 et en attente du décret d'application.

En France, le don est volontaire, gratuit et anonyme :

- Donneuses et receveuses ne peuvent connaître leurs identités respectives.
- Aucune filiation ne pourra être établie entre l'enfant issu du don et la donneuse. Cet enfant est celui du couple qui l'a désiré, sa famille est celle dans laquelle il est né.
- La loi limite à 10 le nombre d'enfants issus du don d'ovocytes d'une seule et même donneuse. Cette limite n'est jamais atteinte car, en moyenne, les ovocytes d'une donneuse seront attribués à deux couples. Les probabilités de consanguinité pour les générations futures sont statistiquement infimes.

La prise en charge

Concernant le don d'ovocytes, la loi en 2011 permet de prendre en considération la différence entre le prélèvement de sperme et le prélèvement d'ovocytes (qui suppose un traitement hormonal et une intervention chirurgicale). L'engagement corporel de la personne n'y est pas comparable. La donneuse est désormais assurée que ses absences au travail pour suivre les traitements et se soumettre au prélèvement ovocytaire n'entraîneront aucune diminution de son salaire et seront assimilées à une période de travail effectif pour la détermination de ses congés payés. De plus, la donneuse bénéficie de la prise en charge des frais occasionnés par le don.

Don gratuit et altruiste ?

Étant donné la pénurie de don d'ovocytes, le cadre légal a été modifié pour faciliter le recours à des donneuses plus nombreuses. Cet élargissement du recrutement a été rendu possible par les nouvelles techniques de cryoconservation : la vitrification d'ovocytes. Ainsi, depuis 2011, une personne sans enfant peut donner ses gamètes si, en contrepartie, il lui a été proposé de conserver ses gamètes pour un usage différé, à son bénéfice, en cas de nécessité (article L. 1244-2 du Code de la santé publique). Cette nouvelle règle suppose, pour être mise en œuvre, qu'un décret en détaille d'application. On est toujours en attente de la publication d'un tel décret. Il faut dire que nombre d'interrogations subsistent sur les modalités pratiques et l'efficacité d'une telle solution. On peut aussi craindre que les candidates au don agissent moins par générosité que par intérêt pour la contrepartie offerte, conserver ses ovocytes pour un usage personnel différé, et ce d'autant qu'en dehors de cette exception, une femme n'est pas autorisée en France à mettre en réserve ses ovocytes pour les utiliser ultérieurement (voir p. 165-167). Le risque serait de glisser d'un modèle où le don est gratuit et altruiste, auquel la société française semble très attachée, vers un modèle où il deviendrait intéressé, voire rémunéré.

La première consultation

La donneuse est informée des différentes étapes, des contraintes, des risques liés à la stimulation ovarienne et au prélèvement ovocytaire et des conséquences du don d'ovocytes. Le médecin interroge la donneuse afin de définir ses antécédents personnels et familiaux. Cela vise à confirmer la « bonne santé » de la donneuse et à éliminer les risques de transmission de maladies héréditaires. Ce bilan permet aussi de mieux connaître la fertilité de la donneuse et d'éliminer toute contre-indication au don.

Le bilan du premier rendez-vous pour un don d'ovocytes

Caractéristiques physiques	Taille, poids Couleur de la peau (blanche, noire, autre) Couleur des yeux (marron, bleus, verts, noirs, autre) Couleur des cheveux (blonds, châtain clair, châtain foncé, noirs, roux, autre) Texture des cheveux (lisse, ondulée, frisée, autre) Origine ethnique
Examen gynécologique et bilan de fertilité	Échographie pelvienne Bilan hormonal Autre
Bilan biologique	Détermination du groupe sanguin Rhésus Tests virologiques (prise de sang) : hépatite B, hépatite C, HIV, syphilis, CMV, HTLV, rubéole Recherche d'une infection vaginale : *Chlamydia* et autres
Consultation génétique	Réalisation d'un caryotype (prise de sang)

Un don d'ovocytes se planifie : il demande une grande disponibilité de la part de la donneuse. La donneuse doit signer un formulaire de consentement au don, ainsi que l'autre membre du couple, si la donneuse vit en couple. Elle peut le révoquer à tout moment, et ce jusqu'à l'utilisation des ovocytes. À toutes les étapes du don, les membres de l'équipe sont à la disposition de la donneuse et de l'autre membre du couple, pour répondre à leurs questions.

L'entretien avec le psychologue

L'entretien avec le psychologue ou le psychiatre de l'équipe médicale est recommandé et pourra être renouvelé à la demande. Il présente un temps de parole libre et propice à la réflexion sur la démarche du don dans un cadre neutre et personnalisé.

Le prélèvement des ovocytes

La réponse au traitement de stimulation ovarienne est surveillée par une prise de sang et une échographie ovarienne. Selon les résultats, le jour de la ponction ovocytaire est programmé.

Pourquoi un **traitement de stimulation** est-il nécessaire ?

Un seul ovocyte mature se développe naturellement chaque mois dans les ovaires d'une femme. Ainsi, pour garantir l'efficacité du don, la stimulation du cycle ovarien permet d'obtenir la maturation de plusieurs ovocytes, comme dans le cadre d'une fécondation in vitro.

Le prélèvement des ovocytes s'effectue par voie vaginale sous contrôle échographique et sous anesthésie locale ou générale. C'est un acte de médecine interventionnelle réalisé dans un bloc opératoire avec les précautions d'asepsie d'usage. Après le prélèvement, les ovocytes recueillis sont mis immédiatement en fécondation in vitro avec le sperme du conjoint de la receveuse. Les spermatozoïdes proviennent de sperme frais ou cryoconservé. Certaines anomalies spermatiques peuvent nécessiter le recours à la micro-injection (FIV-ICSI). Les ovocytes obtenus ne seront pas tous fécondés pour des raisons qui nous sont encore inconnues. Les embryons obtenus sont :

- soit transférés chez la receveuse en cycle synchronisé ;
- soit congelés pour un cycle ultérieur.

Depuis la révision de la loi de bioéthique en juillet 2011, les ovocytes peuvent être cryoconservés (vitrification ovocytaire) pour une fécondation in vitro ultérieure. L'autorisation de cette technique de congélation de l'ovocyte devrait permettre la mise en place de banques d'ovocytes.

Le suivi après le don

Les risques liés au processus de don sont expliqués à la donneuse lors de la consultation médicale. Les effets secondaires sont rares et les complications demeurent exceptionnelles.

Dans les heures ou les jours qui suivent le prélèvement, la donneuse peut ressentir une sensation de pesanteur ou des douleurs pelviennes et constater de légers saignements. Ces effets secondaires sont liés à la fois à la stimulation et au prélèvement d'ovocytes. Ils disparaissent rapidement au plus tard dès la survenue des règles. Dans certains cas, ces effets indésirables peuvent persister ou s'intensifier en raison d'une réponse excessive des ovaires à la stimulation (syndrome d'hyperstimulation). Exceptionnellement, en cas d'aggravation de ces signes, la donneuse doit contacter sans attendre le centre qui l'a suivie pour le don ou un service d'urgences. Elle sera immédiatement prise en charge. D'autres complications rares peuvent être liées au geste chirurgical de prélèvement : hémorragie, infection, problème anesthésique...

À long terme, sur l'ensemble des études réalisées, il n'a pas été retrouvé d'augmentation avérée du risque de cancer de l'ovaire, du sein ou de l'endomètre.

Le couple **receveur**

Le don d'ovocytes est effectué dans le cadre d'indications médicales d'infertilité définies au sein d'un couple. Les principales indications sont :

- une femme présentant une anomalie de qualité ou de nombre d'ovocytes : insuffisance ovarienne, chimiothérapie ;
- un couple risquant de transmettre une maladie génétique grave à l'enfant.

Dans tous les cas, le couple receveur doit être en âge de procréer. Les limites sont identiques à celle des AMP intraconjugales :

- femme âgée de moins de 40 ans, avec une tolérance possible jusqu'au 43e anniversaire, inscription sur la liste d'attente avant l'âge de 40 ans ;
- homme âgé de moins de 58 ans, avec une tolérance possible jusqu'au 60e anniversaire.

En cas d'âge limite, d'autres critères peuvent intervenir sur la prise en charge du couple receveur, tels que le bilan hormonal et échographique chez la femme, la qualité de l'endomètre, la stabilité affective du couple, le contexte social et culturel, le nombre d'enfants... L'homme et la femme formant ce couple font leur démarche dans un cadre médical et légal strict d'assistance médicale à la procréation. L'assurance maladie rembourse les traitements de l'infertilité jusqu'au 1er jour du 43e anniversaire de la receveuse.

Le premier entretien

Le couple receveur doit faire une demande de don d'ovocytes dans un centre d'AMP agréé. Le premier entretien permet d'expliquer au couple les modalités et de poser toutes les questions sur le don. Lors de la première consultation, les antécédents médicaux, l'histoire de l'infertilité et les caractères physiques du couple receveur (couleur de la peau, des cheveux et des yeux, rapport poids/taille) sont relevés. Ces modalités autorisent, autant que faire se peut, l'appariement des caractères physiques principaux donneuse-couple receveur et, si possible, des caractères de groupe Rhésus donneuse-couple receveur.

Le couple receveur ne peut connaître la provenance des ovocytes ; de même que le couple donneur ne peut connaître le devenir des ovocytes donnés à des fins de procréation. À la suite de ce premier rendez-vous, le couple receveur signe une demande d'inclusion dans le programme de don d'ovocytes. Cette demande est révocable à tout moment par l'un ou l'autre des membres du couple.

L'attente

À l'issue de cette première consultation débute un délai d'attente, qui va être mis à profit par le couple pour :

- rencontrer le psychologue ou le psychiatre du centre qui apporte des informations complémentaires de celles du gynécologue et du biologiste ;

- consulter le gynécologue qui recherche la qualité de la muqueuse utérine. Cela permet d'apprécier les conditions d'implantation pour l'embryon et de prévoir si nécessaire un traitement adéquat ou centre agréés ;
- pratiquer les examens complémentaires demandés par le CECOS lors de la première visite (groupe Rhésus, virologies : hépatite B, hépatite C, HIV, syphilis, rubéole, CMV...). Pour le conjoint de la receveuse, un bilan de fertilité et infectieux tel que spermogramme, spermocytogramme, spermoculture, cryoconservation du sperme, sérologie HIV ;
- consulter le généticien pour une enquête génétique et un caryotype afin d'évaluer les facteurs cumulatifs de risque ;
- obtenir auprès du tribunal de grande d'instance (gratuit) de votre région ou auprès d'un notaire (payant) un consentement à la procréation médicalement assistée nécessitant l'intervention d'un tiers donneur (voir annexe 3).

Le rôle de la commission pluridisciplinaire

Une commission regroupant les biologistes, les généticiens, les psychologues, les médecins gynécologues permet soit de valider la demande du couple receveur, soit de demander des compléments d'information afin de valider la demande. Cette acceptation repose sur des critères médicaux et psychologiques. La commission peut décider de présenter les éléments d'un dossier dont l'indication pose problème à la commission semestrielle de la Fédération des CECOS, qui réunit tous les CECOS de France. Ceci permet d'obtenir l'avis d'autres professionnels.

Témoignage de psychologue

Quand le regard du gynécologue croise l'écoute du psychologue, c'est l'histoire d'une collaboration riche et féconde entre deux points de vue souvent perçus comme antagonistes mais qui se révèlent complémentaires. La prise en charge plurielle, pluridisciplinaire est toujours utile, car ce n'est pas la même chose qui est dite au gynécologue et au psychologue. En fonction de sa compétence, de sa perception des choses, on arrive à une compréhension plus riche de la situation et de la personne.

L'assistance médicale à la procréation

La technique de transfert d'embryons (TEC) est identique à celle de la FIV. Elle s'effectue par les voies naturelles avec un cathéter adéquat. La receveuse reçoit un traitement médical afin de préparer l'endomètre à une nidation de l'embryon. Le plus souvent, le couple receveur est convoqué le jour de la ponction ovocytaire de la donneuse. Dix et douze jours après le transfert, un dosage hormonal (HCG) détermine l'existence ou non d'une grossesse.

Il existe actuellement, au niveau international, plusieurs manières d'organiser les modalités biologiques du don d'ovocytes. Il est non seulement difficile de trouver des donneuses, mais aussi de coordonner/synchroniser la cavité utérine de la receveuse, et plus particulièrement la muqueuse, avec la ponction d'ovocytes de la donneuse.

Actuellement, en cycle synchronisé, les taux de grossesse évolutive peuvent atteindre 40 à 50 %. L'arrivée depuis quelques années de la technique de congélation ultra-rapide a modifié les pratiques biologiques du don d'ovocytes avec des taux de survie après décongélation pouvant atteindre plus de 90 %. De plus en plus de centres internationaux et français proposent de vitrifier tous les ovocytes des donneuses afin de créer des banques d'ovocytes en vue de don comme il existe déjà depuis plus de 30 ans des banques de sperme. Depuis janvier 2013, en France, huit nouveaux-nés ont été conçus à partir d'un don d'ovocytes congelés de manière ultra-rapide. Tous les enfants sont en bonne santé et plusieurs autres grossesses sont en cours.

L'assistance médicale à la procréation avec don d'ovocytes est prise en charge par l'assurance maladie à 100 % au titre de l'infertilité.

Les résultats des AMP avec don d'ovocytes (2012)

Techniques AMP	Tentatives	Grossesses échographiques	Accouchements (% par tentative)	Enfants nés
FIV conventionnelles	112	24	17 (15,1 %)	22
FIV avec ICSI	683	146	111 (16,2 %)	123
TEC	289	26	19 (6,5 %)	19

Tentatives : nombre de traitements commencés ; ICSI : injection intracytoplasmique ; TEC : transfert d'embryons cryoconservés. Le nombre d'enfants nés est supérieur au nombre d'accouchements en raison de grossesses multiples.
Les statistiques présentées en 2014 sont celles de l'année 2012 publiées par l'Agence de biomédecine. Les taux de réussite reportés ci-dessus représentent la moyenne générale de l'ensemble des centres d'AMP agréés.

Pour plus d'informations

- Numéro vert : 0800 541 541
- www.dondovocytes.fr

Associations de don d'ovocytes :

- Les enfants KDOS : www.enfantskdos.jimdo.com/
- MAIA : www.maia-asso.org/

Témoignage de psychologue

Dans les cas où c'est la femme qui n'a pas d'ovocytes, les choses sont techniquement complexes vu la rareté de donneuses spontanées d'ovocytes. Généralement, le couple est obligé de susciter un don. Cela implique un certain type d'échanges avec les autres. Accepter d'être redevable, de risquer de susciter de la compassion, voire de la pitié.

Donner ses ovocytes ne doit pas se faire sur un coup de tête, dans un élan irréfléchi. Il faut être sûr de ne pas identifier ce don à un don d'enfant. Il ne faut pas que la donneuse ait le fantasme de voir un jour le frère ou la sœur de son propre enfant dans la rue. Si la donneuse a ce genre de fantasme, c'est qu'elle n'est pas prête à donner, et il serait dangereux pour elle de lui forcer la main. C'est au psychologue (qui rencontre systématiquement les donneuses) d'y veiller.

Du côté de la receveuse, pour que la FIV avec don d'ovocytes puisse vraiment fonctionner sans refoulement, il faut d'abord, comme dans le cadre du don de sperme, que la femme comprenne bien que l'ovocyte n'est pas l'enfant. Et cependant, il ne faut pas qu'elle escamote l'importance de ce don sous prétexte que c'est elle qui portera l'enfant. Afin d'expliquer pourquoi elle ne veut rien dire à son enfant de sa conception, une femme m'a dit : « Mais ce sera comme mon enfant. » « Pourquoi "comme" votre enfant ? lui ai-je répondu. Ce sera vraiment votre enfant, à vous et à votre mari, puisque sans votre désir, il n'existerait pas. » On le voit, l'entretien psychologique est important car si les futurs parents ne sont pas prêts, c'est qu'ils n'ont pas réussi à faire le deuil de leur fertilité pour passer à autre chose et revenir par d'autres voies à la parentalité.

.../...

Quand une partie de la filiation biologique et génétique est en rupture, est-elle compensée par un surcroît de filiation symbolique et sociale ? L'expérience semble en témoigner positivement. Les femmes qui ont eu recours au don d'ovocytes disent que le plus important, c'est de porter l'enfant, de l'élever, de l'aimer ; les hommes qui ont besoin d'un don de spermatozoïdes disent que ce qui fait un père, c'est de donner son nom, d'aimer, d'éduquer...

Il s'avère d'ailleurs que les parents qui sont prêts à parler de leur conception singulière à leur enfant sont précisément ceux qui « remettent les gamètes à leur place » : celle de cellules microscopiques.

À l'hôpital Tenon, nous avons l'expérience du don d'ovocytes direct ou indirect. Nous pouvons donc témoigner que, lorsque la loi est passée en 1994, nombre de donneuses et de receveuses ont été soulagées que le don soit devenu anonyme. Elles préféraient cela : qu'il n'y ait pas de confusion.

Anonymat ou pas, la dette des couples receveurs envers les donneurs ou donneuses de gamètes existe toujours mais, dans le cas de l'anonymat, elle reste dans le champ symbolique du fait qu'elle n'est pas incarnée, attribuable à une personne précise.

Le **don d'ovocytes** et de **spermatozoïdes** : le double **don de gamètes**

En France, il est interdit d'avoir recours à un double don de gamètes (ovocytes et spermatozoïdes). Le Conseil constitutionnel ne sera pas le lieu d'un nouveau débat sur l'interdiction en droit français du double don de gamètes. C'est ce qu'a décidé la Cour de cassation, dans une décision de la première chambre civile du 19 janvier 2012, en refusant de transmettre une question prioritaire posée par le tribunal des affaires de sécurité sociale (TASS) de Paris et portant sur la constitutionnalité de l'article L. 2143-1 du Code de la santé publique. En l'espèce, une femme avait bénéficié, en Espagne, d'une fécondation in vitro avec les gamètes d'un donneur et d'une donneuse, mais la caisse primaire d'assurance maladie (CPAM) avait refusé sa prise en charge.

.../...

Selon la loi bioéthique, un embryon ne peut être conçu in vitro avec des gamètes ne provenant pas d'un au moins des membres du couple. Dans ces conditions, il faut que l'enfant soit « génétiquement rattaché à l'un au moins de ses parents ». Il est certain qu'il existe un débat à ce sujet ; l'Espagne, les États-Unis et le Royaume-Uni admettent également le double don de gamètes. Mais en France, le législateur a maintenu l'interdiction, lors de la seconde révision de la loi en 2011.

Le don **d'embryons**

L'expression « don d'embryon » est employée pour les couples donneurs et l'expression « accueil d'embryon » pour les couples receveurs. En France, les conditions régissant l'accueil d'embryon sont les mêmes que pour les dons de gamètes. Elles répondent aux principes :

- de volontariat, la démarche d'accueil d'embryon est un choix volontaire du couple donneur ;
- de gratuité, l'accueil d'embryon ne fait l'objet d'aucune contrepartie financière ;
- d'anonymat réciproque, le couple donneur n'aura accès à aucune information sur le devenir des embryons qu'il aura cédés ; le couple donneur et le couple receveur ne pourront jamais connaître leurs identités respectives.

En 2011, parmi les quelque 185 000 embryons congelés conservés dans les centres français, environ 32 000 ne font plus l'objet d'un projet parental, soit environ 17 % des embryons, issus de 9 572 couples, et seraient donc susceptibles d'être donnés à des couples infertiles. Dans les faits, il y a eu seulement 70 couples donneurs dont les embryons ont été accueillis. L'activité reste donc faible en 2011. Elle nécessite la collaboration de l'ensemble des centres d'AMP avec les 14 centres spécifiquement autorisés (conventions). De plus, dans 14 régions de France, aucun centre n'a encore mis en œuvre l'accueil d'embryon.

En France, la première naissance issue d'accueil d'embryon a eu lieu en 2004. En 2011, l'AMP avec accueil d'embryon a représenté 0,1 % des enfants nés par AMP, soit 23 enfants. Le nombre de couples receveurs est supérieur au nombre de couples donneurs. Cette situation entraîne des délais d'attente de un à deux ans en moyenne.

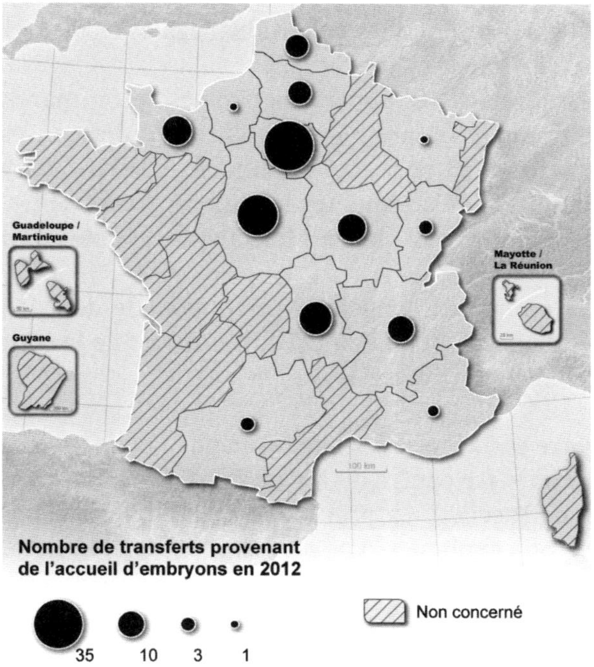

Source : Agence de la biomédecine.

Accueil d'embryons en 2012

Le couple **donneur**

Les embryons qui peuvent être cédés pour l'accueil sont des embryons obtenus par fécondation in vitro chez des couples ayant eu besoin de cette technique pour avoir des enfants. En général, au cours d'une fécondation in vitro, plusieurs embryons sont obtenus, dont un à deux sont transférés dans l'utérus de la femme. Parmi les embryons restants, dits « embryons surnuméraires », certains peuvent être cryoconservés. Les couples ayant des embryons congelés suite à une AMP et sans plus de projet parental peuvent consentir à l'accueil de leurs embryons par un autre couple.

Lors du courrier annuel de relance quant au devenir des embryons congelés, le couple peut choisir de les donner, pour offrir des chances de grossesse à un autre couple.

Le biologiste s'assure que les conditions légales et biologiques pour être un couple donneur sont remplies :

- âge de la donneuse et appariement : des recommandations ont été proposées en 2005 pour limiter l'âge des donneuses à 38 ans et des donneurs à 45 ans, afin de diminuer le risque d'anomalies chromosomiques et d'augmenter le taux de grossesse ;
- antécédents médicaux chez les familles du couple donneur.

De plus, les embryons congelés retenus pour le don doivent avoir des critères de développement satisfaisants lors de la congélation et offrir des chances de grossesse.

Si tel est votre cas, vous serez alors convoqué pour une consultation médicale dans votre centre d'AMP ou le plus souvent dans le centre autorisé pour l'accueil. La procédure de don et les aspects législatifs vous seront expliqués. Vos caractéristiques physiques (couleur de peau, des cheveux, des yeux, taille, poids et groupe sanguin) seront relevées et serviront au biologiste pour l'appariement avec les mêmes caractéristiques physiques du couple receveur.

Tout comme le don d'ovocytes ou de spermatozoïdes, un ensemble de tests de sécurité sanitaire (HIV, hépatite B, hépatite C, syphilis…) et génétiques (caryotype) sont nécessaires. Vous rencontrerez aussi un généticien, qui s'assurera de l'absence de contre-indication au don. Ces trois consultations, biologique, génétique et psychologique, sont généralement organisées la même demi-journée. Elles vous permettront d'aborder la spécificité de ce don. Vous n'aurez aucun frais à votre charge.

À l'issue de la consultation avec le biologiste, vous signerez un consentement spécifique à l'accueil d'embryon, que vous devrez confirmer trois mois après. À réception de cette confirmation par le centre autorisé, votre consentement sera transmis au juge du tribunal de grande instance (TGI) dont dépend ce centre, qui valide la demande de don.

À quelles règles doit **se conformer le couple** qui renonce **à ses embryons ?**

Le caractère exceptionnel attaché à cette option a été supprimé dans la loi de 2011, venant placer l'accueil d'embryon à égalité avec les autres procédés d'AMP.

Au moins un entretien entre les deux membres du couple à l'origine des embryons et l'équipe pluridisciplinaire du centre d'AMP doit avoir lieu. Le couple doit pouvoir avoir accès à un médecin qualifié en psychiatrie ou à un psychologue s'il le souhaite. Il s'agit, au cours de ces entretiens, d'informer le couple de la nature des examens médicaux à effectuer et des règles légales encadrant l'accueil d'embryon. Il doit notamment être clair pour le couple qui a renoncé à ses embryons que son identité ne pourra être connue du couple qui va accueillir l'enfant et qu'aucun lien de parenté ne pourra jamais être établi vis-à-vis de l'enfant qui naîtra de cet accueil.

Le couple à l'origine des embryons doit consentir par écrit, sur un formulaire type, à ce qu'ils soient accueillis par un autre couple. Ce consentement doit être confirmé trois mois plus tard au praticien du centre. Chaque membre du couple doit aussi consentir à ce qu'un dossier spécifique soit constitué en vue du don, différent du dossier médical du couple qui est à l'origine des embryons conservés. Il contient des données médicales relatives au couple donneur. Il devra être « anonymisé » par le centre qui met en œuvre l'accueil d'embryon, au moyen de l'attribution d'un code (voir les recommandations de bonnes pratiques en accueil d'embryon rédigées par l'ABM, 17 décembre 2010). Ce dossier pourra être consulté par un médecin en cas de nécessité médicale pour l'enfant né de l'accueil d'embryon. Des informations sur le nombre d'embryons accueillis et le nombre d'enfants qui en sont issus doivent aussi être consignées par le centre d'AMP.

C'est ce centre qui décide de la recevabilité du dossier, au vu notamment des tests sanitaires, des données cliniques recueillies et des informations sur les antécédents médicaux et familiaux concernant les deux membres du couple à l'origine des embryons. Des critères additionnels sont parfois exigés par les centres : le couple doit avoir eu au moins un enfant, la qualité des embryons restants doit être jugée suffisante…

Le document de confirmation de consentement doit être adressé par le praticien du centre autorisé à conserver les embryons au président du tribunal de grande instance (TGI). Il est prévu que le juge vise le document avant de le retourner au praticien agréé. Il peut, le cas échéant, procéder à l'audition des deux membres du couple ayant consenti à l'accueil de leurs embryons mais, le plus souvent, il se contente de valider le document transmis.

La loi mentionne expressément qu'aucune rémunération ne peut être allouée au couple ayant renoncé à l'embryon. À tout moment jusqu'à la signature de la confirmation du consentement, le couple peut changer d'avis et renoncer au don d'embryons. Dans ce cas, le centre d'AMP lui demandera de faire un autre choix pour ses embryons (poursuite du projet parental, arrêt de conservation avec ou sans don à la recherche). La démarche prend fin avec le recueil du deuxième consentement.

Le couple **receveur**

En France, le double don de gamètes (ovocytes et spermatozoïdes) étant interdit, l'accueil d'embryon devient une alternative pour les couples receveurs. L'accueil d'embryon est destiné à des couples qui ont :

- une double infertilité définitive ou relative : défaut de qualité ou de nombre des gamètes, à la fois chez l'homme et chez la femme, entraînant une incapacité des gamètes à féconder ou à être fécondés ;
- un double risque de transmission d'anomalie génétique ;
- une association d'une stérilité définitive et d'un risque de transmission génétique.

Le recours à l'accueil d'embryon est une solution ultime qui ne peut être envisagée que lorsque tous les moyens de procréation avec au moins les gamètes d'un des deux partenaires du couple n'ont pas abouti.

Il s'agit de transférer dans l'utérus de la receveuse un ou plusieurs embryons en provenance d'un couple qui aura consenti à l'accueil. La congélation des embryons peut avoir été réalisée à des stades évolutifs variables : au stade 4 cellules (2e jour), au stade 8 cellules (3e jour) ou au stade blastocyste (5e-6e jour). Il faudra tenir compte de ce stade lors de la programmation du transfert embryonnaire chez la receveuse.

La consultation avec le gynécologue

Le médecin examine la légitimité médicale de la demande et explique la procédure de l'accueil d'embryon. Il s'assure également des conditions légales pour en bénéficier (qui sont identiques pour toute AMP) : couple composé d'un homme et d'une femme, vivants, en âge de procréer et devant justifier d'une vie commune.

Le bilan gynécologique évalue la qualité de l'endomètre de la receveuse et comprend des tests de sécurité sanitaire HIV 1, HIV 2, syphilis, hépatites B et C… des deux partenaires.

Au terme de ces consultations, le couple confirme par écrit la demande d'accueil d'embryon. Une attestation médicale de centre d'AMP est remise au couple afin d'accomplir les démarches juridiques. La receveuse est traitée par un protocole substitutif adapté, semblable au protocole TEC (transfert d'embryons congelés) en vue du transfert des embryons congelés/décongelés. Ce traitement permet d'optimiser la qualité de la muqueuse utérine et d'obtenir ainsi de meilleures conditions pour l'implantation embryonnaire. Les embryons transférés sont issus d'un seul couple donneur.

La consultation avec le biologiste

Les modalités de l'accueil et le cadre législatif sont réexpliqués, notamment l'anonymat et les conséquences à l'égard de la filiation. Les caractéristiques physiques (couleur de peau, des cheveux, des yeux, taille, poids et groupe sanguin) des receveurs sont relevées pour l'appariement avec les mêmes caractéristiques physiques du couple donneur. Dans la mesure du possible, l'attribution des embryons tiendra compte des caractéristiques du couple receveur.

L'entretien avec le psychologue

La réglementation recommande que tous les couples qui souhaitent recourir à l'accueil d'embryon aient un entretien avec le psychologue du centre AMP. Cet entretien cherche à offrir au couple une vision autre que biologique et médicale des questions que pose le recours à l'accueil d'embryon.

Au terme de ces consultations, le couple confirme par écrit la demande d'accueil d'embryon. Le centre AMP lui remet une attestation médicale afin d'accomplir les démarches juridiques.

À quelles **règles juridiques** doit se conformer le couple **qui accueille l'embryon ?**

Il est impossible pour les couples donneurs d'embryons de connaître le devenir de leur don. Les enfants issus du don d'embryons ne peuvent pas avoir accès à l'identité du couple donneur. Les liens de filiation ne pourront jamais être contestés. En revanche, l'accès à des informations d'ordre médical est possible, sous couvert de l'anonymat et sous la responsabilité des médecins ayant pratiqué le don.

Le couple d'accueil doit remplir les conditions requises par la loi pour accéder à l'AMP et, de surcroît, obtenir du juge du TGI dont il dépend l'autorisation d'accueillir des embryons. La nécessité d'une autorisation judiciaire rapproche le dispositif sur l'accueil d'embryon du modèle de l'adoption où l'intervention du juge est nécessaire à l'institution du lien de filiation.

En pratique, c'est le praticien autorisé à réaliser l'accueil d'embryon qui reçoit le couple désireux d'accueillir un embryon pour l'informer des risques, réaliser une évaluation clinique et sanitaire du couple et lui fournir, après un entretien psychologique, une attestation spécifiant qu'il remplit bien les conditions de nature médicale et légale requises pour l'accueil d'embryon.

Une copie de ce document est transmise au président du tribunal de grande instance (TGI) compétent. Il n'est pas besoin de recourir à un avocat. Le président du tribunal de grande instance, ou son délégué, recueille, si ce n'est déjà fait, le consentement du couple demandeur selon la procédure décrite pour l'AMP avec tiers donneur. Il vérifie donc que la règle de l'anonymat ainsi que les conséquences de l'accueil au regard de la filiation sont bien comprises. Il s'assure par ailleurs de l'aptitude du couple receveur sur le plan familial, éducatif et psychologique, en faisant procéder à toute investigation utile sur les conditions d'accueil que le couple est susceptible d'offrir à l'enfant à naître. Le juge n'est plus seulement chargé d'une mission d'enregistrement (comme à l'égard du couple qui renonce à ses embryons), il est investi d'un véritable pouvoir de décision. Comme dans l'adoption, il doit apprécier la conformité de la procédure envisagée à l'intérêt de l'enfant à venir.

L'autorisation d'accueil, délivrée pour trois ans, est renouvelable. Elle est notifiée directement au couple qui souhaite accueillir l'embryon.

Le rôle de la commission pluridisciplinaire

Une commission pluridisciplinaire composée de biologistes, de généticiens, de psychologues, de médecins gynécologues examine le dossier, le valide et donne une date prévisible de prise en charge.

Vous avez environ une chance sur trois d'être enceinte après un transfert embryonnaire et une chance sur quatre de mener votre grossesse à terme et de donner naissance à un enfant.

Résultats d'une AMP avec accueil d'embryon : grossesses, issues de grossesses et accouchements de 2009 à 2012

	2009	2010	2011	2012
Transferts (nombre)	95	114	83	136
Grossesses				
Grossesses à l'échographie par transfert (%)	25,3	21,1	30,1	22,8
Grossesses évolutives par transfert (%)	21,1	19,3	25,3	19,9
Accouchements				
Accouchements par transfert (%)	18,9	19,3	25,3	17,6
Accouchements par grossesse vue à l'échographie (%)	75	91,7	84	77,4
Enfants nés vivants	19	24	23	29

Source : Agence de la biomédecine.

Témoignage de psychologue

Depuis quelques années, le recours à l'accueil d'embryon est possible pour les couples qui sont tous les deux stériles. Il faut savoir qu'il y a peu d'embryons donnés à l'accueil. Et lorsque l'on envisage de recevoir l'embryon d'un autre couple, qu'on le veuille ou non, c'est plus compliqué psychologiquement que de recourir à un don de gamètes (le double don de gamètes – ovocytes et spermatozoïdes – est interdit en France). On sait que d'autres enfants sont nés au foyer de ceux qui donnent ces embryons. C'est d'ailleurs une des raisons pour lesquelles si peu de gens donnent. Les couples infertiles s'orientent plus vers un double don de gamètes à l'étranger. Il s'agit donc de bien penser ce projet, mais l'expérience montre que c'est possible. On peut devenir parent grâce à un accueil d'embryon.

Chapitre 11
Après l'AMP

Si une grossesse est obtenue grâce au soutien d'une équipe d'AMP, généralement la naissance de l'enfant se déroule correctement. Le couple et le nouveau-né se portent bien.

Pour autant, toutes les tentatives d'AMP ne sont pas couronnées de succès : alors que faire ? À la suite de ces échecs, les couples expriment des sentiments de tristesse, d'injustice, de colère, de résignation… et risquent de vaciller face à ces épreuves. Il est souhaitable de reprendre contact avec l'équipe d'AMP : médecins, biologistes, psychologues… afin d'entendre leurs conclusions et les alternatives possibles.

Certains couples, malgré les recommandations de l'équipe d'AMP poursuivent les traitements et s'orientent vers d'autres centres d'AMP privés, le plus souvent hors de France. D'autres couples prennent du recul afin d'analyser ce parcours d'AMP. Ils décideront ensemble du chemin à parcourir…

La surveillance de l'enfant né après une AMP

De nouvelles techniques ne cessent de se développer, assurant une meilleure prise en charge des couples en désir d'enfant. Or, le succès d'une AMP ne s'évalue pas uniquement sur un taux d'embryon ou sur un taux de grossesse, mais sur la naissance et le développement d'un enfant bien portant. Dès lors, la question d'un suivi particulier de ces enfants se pose afin de s'assurer que leur devenir n'est pas différent de celui d'enfants issus de grossesses spontanées. Le suivi des enfants issus de l'assistance médicale à la procréation, en France, est une obligation inscrite dans les lois de bioéthique. De fait, ce suivi s'attache à dépister des problèmes de nature médicale – malformations, anomalies chromosomiques, troubles de la croissance, cancer... – et de nature psychologique – développement psycho-affectif, place de l'enfant au sein de sa famille, mode de conception (problème du don de gamètes)...

Les complications **périnatales**

Quelle que soit la méthode utilisée, les grossesses obtenues présentent un risque un peu plus élevé de complications néonatales par rapport aux grossesses spontanées : prématurité, hypotrophie (retard de croissance poids-taille), mortalité néonatale, hospitalisation. Cette situation moins favorable est attribuée au terrain de l'infertilité (âge maternel élevé, cause d'infertilité...) et/ou au rôle des grossesses multiples.

Les malformations congénitales

De nombreuses études récentes ont rapporté une augmentation modérée du risque de malformations congénitales, définies comme des anomalies de morphologie ou de fonction présentes à la naissance. Ce risque de malformations est légèrement plus important chez les enfants issus des techniques de FIV ou FIV-ICSI ou de TEC (transfert d'embryon congelé) par rapport à une conception spontanée. Il n'existe pas de différence quelle que soit la technique d'AMP utilisée.

Les principales malformations touchent le système cardiovasculaire, urogénital ou musculo-squelettique... Mais, même si ces taux sont plus élevés que chez les enfants conçus naturellement, les risques absolus restent modérés et rassurants. Les données à plus long terme sont satisfaisantes avec un développement staturo-pondéral semblable à celui des enfants conçus naturellement. Les facteurs susceptibles d'être responsables de ces risques de malformations sont :

- les traitements de stimulation avec des gonadotrophines ;
- les techniques de culture embryonnaire ;

- la technique de micro-injection du spermatozoïde ;
- le processus de congélation ;
- l'infertilité qui est en soi un facteur d'anomalie congénitale.

Plus de 25 % des enfants nés en AMP sont conçus par insémination intra-utérine (IIU). Cette technique simple est considérée comme dénuée de risques, à l'exclusion de celui lié aux grossesses multiples. Pourtant, peu d'études ont été menées pour évaluer les risques d'anomalies congénitales chez les enfants nés d'IIU. Une étude rétrospective réalisée sur une période de neuf ans en Bourgogne a révélé que les enfants uniques issus d'IIU ont un risque plus élevé de malformations congénitales majeures par rapport aux enfants uniques issus de grossesses spontanées (3,6 % contre 2,1 %).

Il faut aussi souligner que, après une AMP, les malformations congénitales sont plus fréquentes chez les enfants issus d'une grossesse multiple que chez les enfants uniques.

Les anomalies **chromosomiques**

Le risque d'anomalies chromosomiques tient à la fois à la technique utilisée et au terrain de l'infertilité :
- le taux d'anomalies du nombre de chromosomes est plus important après FIV-ICSI (0,63 % contre 0,2 % pour la population générale) ;
- 5,3 % des hommes hypofertiles sont porteurs d'une anomalie du caryotype avec risque de transmission ;
- il existe également un risque de transmission aux garçons de l'infertilité masculine du père.

En cas d'insémination intra-utérine (IIU), il n'a pas été retrouvé d'augmentation d'anomalies chromosomiques.

Les maladies **de l'empreinte**

L'empreinte parentale est un mécanisme de régulation de l'expression des gènes qui repose sur des modifications de l'ADN. Elle n'agit que sur un petit nombre de gènes. Des anomalies génétiques de certaines régions chromosomiques sont soumises à empreinte parentale, et quelques publications ont rapporté une relation entre l'AMP et des pathologies liées à l'empreinte génétique des individus. L'AMP a été incriminée dans l'augmentation de l'incidence de quelques pathologies génétiques telles que le syndrome de Beckwith-Wiedemann (une croissance excessive, une prédisposition tumorale), le syndrome de Willi-Prader (risque d'obésité, difficultés d'autonomie) et le syndrome d'Angelman (maladie neurogénétique).

Il apparaît dès lors important d'évaluer de manière précise si l'AMP et/ou si certains facteurs comme l'infertilité en elle-même comportent un risque d'anomalie épigénétique. La manipulation des ovocytes et des embryons devrait être limitée au minimum.

Évoquant toujours ce même mécanisme, certaines publications font état d'un risque accru de rétinoblastome, une tumeur maligne développée aux dépens des cellules de la rétine, chez les enfants nés après FIV. *A contrario*, une autre étude menée d'après le registre danois des enfants nés après FIV ou ICSI ne retrouve aucune augmentation de maladies de l'empreinte par rapport aux enfants conçus spontanément.

L'ensemble de ces pathologies sont des événements très rares dont l'incidence varie de 1/15 000 à 1/50 000. Ceci rend difficile la mise en évidence d'un rôle éventuel de l'AMP.

Les **cancers**

Sur une période moyenne de six ans de suivi, une équipe néerlandaise a réalisé une comparaison entre les enfants conçus avec l'AMP et ceux conçus naturellement. Elle n'a révélé aucune augmentation du risque de cancer pendant leur enfance, comparativement à la population générale, mais le rétinoblastome peut être une exception. Les auteurs d'une équipe anglaise ne retrouvent pas d'augmentation de survenue de cancers chez les 100 000 enfants nés après AMP de 1992 à 2008.

Le développement **psychomoteur**

À ce jour, des centaines de milliers d'enfants sont nés dans le monde après AMP. Le risque principal pour ces enfants est d'être issus d'une grossesse multiple et donc d'être exposés à la prématurité. Les risques de malformations congénitales semblent plus importants mais, globalement, ces enfants vont bien. La HAS (Haute Autorité de santé) ne rapporte pas de différences majeures entre les enfants conçus naturellement ou après ICSI quant au développement physique, cognitif et psychologique après un suivi à cinq ans. Actuellement, des données commencent à être publiées autour de la période de l'adolescence. Les premières conclusions sont rassurantes. Les enfants préadolescents, issus de la FIV, se portent bien. Amandine, le premier bébé-éprouvette français (1982), a donné elle-même naissance à son premier enfant en juin 2013.

À plus long terme, des interrogations subsistent. Les difficultés méthodologiques des études, comme une durée de suivi variable ou des enfants perdus de vue, exigent la prudence devant l'extrapolation des résultats. Il est nécessaire de poursuivre le suivi de ces enfants pour avoir une idée précise de leur développement à l'âge adulte, et notamment de leur fertilité. Les modalités de ces études restent à définir. Mais pour répondre à ces questions, il faut pouvoir percer le « secret » autour de la conception de ces enfants que certains parents ne veulent en aucun cas révéler.

Savoir s'arrêter si… l'enfant n'arrive pas malgré **les traitements**

Il peut arriver que, malgré la technique et toutes ses ressources, la conception d'un enfant ne soit pas possible. Il est d'ailleurs très important que le médecin le dise clairement ; cela aide les couples à envisager autrement l'avenir.

Certains envisagent l'adoption pour la première fois. D'autres l'avaient envisagée déjà et ont même obtenu l'agrément. Mais il y a aujourd'hui peu d'enfants à adopter en France ; il faut aller dans des pays souvent lointains, les délais sont souvent très longs et la difficulté des démarches reste dissuasive.

Certains couples ne regrettent pas ce « parcours du combattant » même si l'enfant n'est pas arrivé. Ils se sont posé des questions qu'ils ne se seraient jamais posées autrement ; ils se sont parlé, se sont découverts comme ils ne l'auraient pas fait sans cette épreuve. Et leur couple, renforcé, solide, peut trouver d'autres raisons d'être que la paternité et la maternité. Certain ont des liens privilégiés avec leurs neveux et nièces, avec les enfants de leurs amis, leurs élèves, leurs étudiants...

Ils découvrent parfois que, dans le fond, ce n'est pas si mal de vivre sans les contraintes liées à la parentalité, même si beaucoup d'expériences riches et joyeuses ne sont pas vécues. Il est possible d'être heureux, d'avoir une vie riche et intéressante sans être parents. Et il se peut que le recours aux techniques médicales permettent de le vivre sans culpabilité car « on aura fait tout ce qui était possible ». C'est une phrase qui revient souvent dans le discours des gens en fin de parcours d'AMP.

Choisir l'**adoption**

L'adoption est une autre façon de devenir parents. En France, on compte aujourd'hui plus de 9 000 demandes par an. Environ 90 % des demandes sont déposées par un couple et 90 % des candidats à l'adoption ont entre 30 et 49 ans. Aujourd'hui, l'adoption internationale représente plus de 80 % de l'adoption en France. La France est le troisième État d'accueil d'enfants adoptés à l'étranger, après les États-Unis et l'Italie.

L'adoption est une mesure de protection de l'enfance. C'est faire d'un enfant que l'on n'a pas conçu et mis au monde son fils ou sa fille, sur le plan affectif, social et juridique. Sur le plan juridique, l'adoption crée une filiation définitive et totale. L'adoption plénière crée une filiation irrévocable : sur le plan juridique, l'enfant entre dans sa famille et la lignée comme s'il y était né : il jouit des mêmes droits.

Qui peut **adopter ?**

En France, l'adoption est ouverte à toute personne âgée de plus de 28 ans (mariée ou non, vivant seule ou en couple) et aux époux (non séparés de corps) mariés depuis plus de deux ans ou âgés tous les deux de plus de 28 ans (article 343 du Code civil). Les concubins (union libre) ne peuvent pas adopter ensemble un enfant. L'enfant ne peut être adopté que par un seul des concubins, qui est juridiquement célibataire. Les partenaires d'un pacte civil de solidarité (pacs) sont dans la même situation.

Tout candidat à l'adoption (français ou étranger), résidant en France, qui souhaite accueillir en vue de son adoption un pupille de l'État ou un enfant étranger doit préalablement obtenir un agrément délivré par le président du conseil général après avis d'une commission d'agrément.

Les évaluations sociale et psychologique doivent attester que les conditions d'accueil offertes par le demandeur sur les plans familial, éducatif et psychologique correspondent aux besoins et à l'intérêt d'un enfant adopté et donc prendre en compte la composition du foyer où il sera accueilli.

Lorsque le projet d'adoption concerne un enfant vivant à l'étranger, les candidats à l'adoption doivent également satisfaire aux conditions légales posées par le pays d'origine de l'enfant. Par exemple, certains pays ne permettent pas l'adoption à des personnes ayant déjà des enfants.

Qui sont les **enfants adoptables ?**

Selon leur lieu de naissance, les enfants adoptables ne bénéficient pas des mêmes statuts.

L'adoption en France

En France, trois catégories d'enfants sont adoptables :

- les enfants dont le père et la mère ou le conseil de famille ont consenti à l'adoption : enfants principalement remis au service de l'aide sociale à l'enfance (ASE) ou à un organisme autorisé pour l'adoption (OAA) ;
- les pupilles de l'État : enfants recueillis par le service de l'aide sociale à l'enfance et qui constituent la majorité des enfants adoptables ;
- les enfants déclarés abandonnés par décision de justice en raison du désintérêt manifeste de leurs parents depuis plus d'un an.

L'adoption en France est gratuite. Une fois l'agrément obtenu, vous êtes inscrit d'office sur la liste départementale, mise à jour régulièrement. La candidature est présentée au conseil de famille qui tient compte à la fois de l'ancienneté sur la liste et des caractéristiques du projet. Après que l'enfant a été remis aux futurs adoptants, l'adoption est prononcée par le tribunal de grande instance qui vérifie si les conditions de la loi sont remplies et si l'adoption est conforme à l'intérêt de l'enfant (article 353 du Code civil).

L'adoption à l'étranger

Tous les pays ne permettent pas l'adoption dans les mêmes termes. L'adoption internationale s'inscrit dans le respect des dispositions de la convention de La Haye du 29 mai 1993 sur la protection des enfants et la coopération en matière d'adoption internationale, du droit français et du droit de l'État d'origine. Il faut à la fois que la loi du pays de l'enfant et la loi française autorisent une telle institution. Il est nécessaire d'obtenir préalablement en France l'agrément du président du conseil général et de s'adresser :

- soit à l'Agence française de l'adoption ;
- soit à un organisme autorisé pour l'adoption (OAA) internationale, associations privées, contrôlées par les pouvoirs publics, autorisées par les départements et habilitées par le ministère des Affaires étrangères à intervenir dans un ou plusieurs pays comme intermédiaires pour l'adoption d'enfants de moins de 15 ans.

Les frais de l'adoption à l'étranger sont très variables d'un pays à l'autre selon le pays d'origine de l'enfant et la durée d'un éventuel séjour des parents.

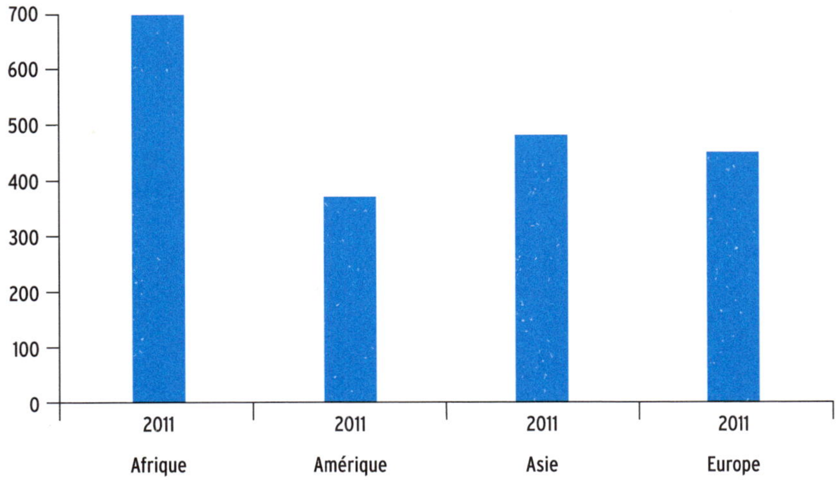

Nombre d'enfants adoptés à l'étranger en 2011

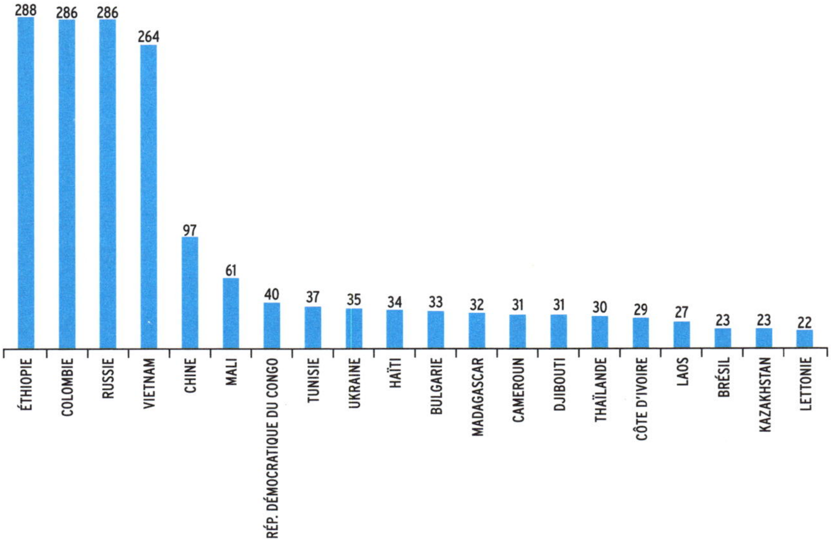

Visas accordés en 2011 pour une adoption à l'étranger :
les 20 premiers pays

Source : www.diplomatie.gouv.fr/fr/adopter-a-letranger

Quelques **liens utiles**

- http://www.adoption.gouv.fr/
- http://www.oned.gouv.fr/
- http://www.diplomatie.gouv.fr/
- http://www.agence-adoption.fr/
- http://www.adoptionefa.org/
- http://www.cnaop.gouv.fr/

Chapitre 12
L'AMP : les religions et l'évolution sociétale

Les progrès considérables accomplis en matière de biologie humaine ont fait apparaître de nouvelles perspectives de procréation. Culture, tradition, contexte socioéconomique pèsent sur les dispositions prises par chaque pays pour encadrer les pratiques d'assistance médicale à la procréation (AMP). En 1994, la France est le premier pays à se doter d'une loi de bioéthique. Cette loi a été révisée une première fois en 2004, et une seconde fois en 2011 afin de prendre en compte les évolutions scientifiques et sociétales.

Le législateur a maintenu les conditions limitées d'accès à l'assistance médicale à la procréation :

- remédier à une infertilité masculine ou féminine dont le caractère pathologique a été médicalement diagnostiqué ;
- éviter la transmission à l'enfant d'une maladie d'une particulière gravité.

En France, l'assistance médicale à la procréation (AMP) est donc réservée aux couples hétérosexuels, stables (mariés ou pouvant justifier d'au moins deux ans de vie commune), dont la femme est en âge de se reproduire, et dont l'infertilité est diagnostiquée. Ce qui exclut les couples homosexuels et les femmes seules (voir chapitre 7).

L'AMP et les religions

Les techniques d'AMP dissocient de fait sexualité et procréation. Elles suscitent beaucoup d'interrogations chez les croyants comme chez les non-croyants sur les origines de la vie, l'influence de l'homme sur le sens de la vie... Il est désormais possible pour un homme et une femme de ne pas recourir à l'acte sexuel pour avoir un enfant. Quelle est la place accordée à la religion dans les parcours des patients infertiles croyants qui, malgré les interdits religieux, franchissent le seuil des centres d'AMP ? Si les entretiens entre les médecins et les couples abordent de nombreux sujets parfois très intimes, ils s'effectuent dans une perspective médicale, l'AMP, et de surcroît dans une institution laïque. Le discours est médical et la question de la religion ne doit pas être évoquée. Les personnes très croyantes, qui adhèrent totalement aux normes édictées par leurs autorités religieuses en matière de procréation, ne franchissent probablement pas le seuil d'un centre d'AMP.

Voici quelques informations sur certaines positions des principales religions qui pourront peut-être apporter des réponses aux questions posées.

Le catholicisme

Le christianisme considère l'embryon comme un être humain dès la fécondation. L'Église catholique, conformément à sa réprobation de la contraception et de l'avortement, s'oppose à l'AMP. Le concept est le suivant : pas d'enfant sans relations sexuelles. Ainsi, toutes les techniques d'AMP sont interdites.

Les orthodoxes adoptent le même point de vue.

Le protestantisme

Les protestants autorisent les techniques d'AMP pour un couple hétérosexuel. Ils autorisent le don d'embryon, de sperme ou d'ovocyte. La congélation d'embryons et le diagnostic préimplantatoire sont permis.

L'islam

La créature humaine reçoit l'esprit divin au 120e jour de gestation. Ainsi l'intervention artificielle de l'homme sur l'embryon n'est-elle pas interdite avant cette date. Les techniques d'AMP (inséminations, FIV) sont possibles, mais uniquement au sein de couples hétérosexuels, mariés, dans un cadre intraconjugal, avec les gamètes du mari. La congélation des embryons est admise, de même que le diagnostic préimplantatoire s'il est à visée thérapeutique uniquement. Le recours au sperme d'un donneur n'est pas admis. Cela étant, en l'absence d'autorité centrale musulmane, les avis en matière d'AMP peuvent varier d'un théologien à l'autre.

Le judaïsme

L'embryon n'est un « être » qu'à partir du 40e jour après la fécondation. Ainsi, les inséminations, la FIV, la congélation d'embryons et le diagnostic préimplantatoire sont autorisés. Ces techniques doivent être réservées à un couple hétérosexuel. Le don de sperme n'est pas admis. Cependant, il est arrivé que des rabbins autorisent le recours au sperme d'un donneur.

L'hindouisme

Selon un dicton hindou, « *il vaut mieux être boue que femme stérile* ». Cette religion autorise un homme à prendre une seconde épouse pour lui donner des enfants. L'éducation de ces enfants est sous la responsabilité des deux femmes. Tous les moyens de procréation sont donc acceptés, même la gestation pour autrui (GPA).

Le bouddhisme

En matière d'AMP, seules les inséminations et la FIV sont autorisées. L'acceptation de la GPA est discutable. Elle dépend des motivations des deux parties, le couple demandeur et la femme porteuse, qui se doivent d'être altruistes. Il ne doit pas y avoir de commercialisation.

Le désir d'enfant **chez une femme seule**

La société évolue, l'homoparentalité est devenue une réalité. Ainsi, les femmes désirant avoir un enfant seules sont de plus en plus nombreuses. Ces femmes franchissent le pas en France ou à l'étranger suivant la législation en vigueur.

Selon l'Agence de la biomédecine (ABM), l'enfant doit être élevé au sein d'un couple et les techniques d'AMP sont destinées à pallier une infertilité pathologique. Le Conseil d'État indique qu'une femme ne devrait pas pouvoir bénéficier des techniques d'AMP pour ne pas faire naître d'enfant sans père. L'Office parlementaire d'évaluation des choix scientifiques et technologiques (OPECST), quant à lui, indique que la situation d'une femme célibataire n'est pas la même si elle est stérile pour raison médicale.

Selon cet Office, il convient d'« ouvrir aux femmes célibataires médicalement stériles l'accès à l'AMP avec un suivi psychologique » puisqu'elles peuvent adopter (rapport sur l'évaluation de l'application de la loi du 6 août 2004). Cependant, lors du forum des états généraux de la bioéthique en 2009, les citoyens se sont exprimés pour l'ouverture de l'adoption aux célibataires mais contre leur accès à l'AMP. En 2011, la seconde révision de la loi de bioéthique n'a pas apporté de changement : l'AMP reste fermée aux femmes célibataires, qu'elles soient ou non stériles.

En France, une mise en garde a été adressée par le ministère de la Santé aux gynécologues dans une lettre diffusée le 14 janvier 2013 leur rappelant qu'ils encourent de lourdes peines s'ils orientent les patientes ou les couples vers des cliniques étrangères : jusqu'à cinq ans d'emprisonnement et 75 000 euros d'amende.

Témoignage de psychologue

Une femme, après 10 ans de vie commune avec un homme qu'elle aimait, demande une insémination (IAD) alors qu'elle se retrouve seule, proche de la quarantaine. Or, en France, ce n'est pas possible, en dehors d'un CECOS, et on doit être en couple hétérosexuel. Elle n'a pas eu d'enfant pendant ces 10 ans de vie commune parce qu'elle et son compagnon étaient si bien ensemble, libres, disponibles l'un pour l'autre qu'il n'y avait pas de place pour un enfant. Mais là, seule, incertaine de retrouver un homme qui lui convienne, l'idée de vieillir sans personne la panique.

Aujourd'hui des femmes qui ont la même demande et qui se font inséminer à l'étranger dans les pays où c'est possible viennent me demander comment le dire à cet enfant et comment être avec lui puisqu'elles l'élèveront sans père... Ainsi, elles sentent que cela ne va pas de soi mais elles l'assument et veulent, dans la mesure du possible, prévenir les difficultés et prévoir les questions difficiles.

Le désir d'enfant **pour un couple homosexuel**

En France, la récente révision de la loi de bioéthique a élargi l'accès à l'AMP à tous les couples, ce qui est une modification importante. Jusque-là l'AMP était réservée à « l'homme et la femme formant le couple, vivants, en âge de procréer et consentants ». La preuve de la vie commune n'est plus une condition imposée.

La loi du 17 mai 2013 autorise le mariage aux personnes de même sexe en leur permettant discrètement l'accès à la parenté via le mécanisme de l'adoption. Dès lors qu'elles sont mariées, deux personnes peuvent demander à adopter conjointement un enfant, ou l'une des deux peut solliciter l'adoption de l'enfant de l'autre.

En France, en revanche, le recours à l'assistance médicale à la procréation qui permettrait au couple de même sexe de mener un projet parental dans lequel l'enfant serait conçu à partir des gamètes de l'un des membres reste fermé. Lors de la seconde révision de la loi de bioéthique en 2011, aucun changement n'a pu être voté en la matière. Même si, au cours des débats parlementaires, la question de l'ouverture de l'AMP aux couples de femmes a bien été abordée, il faut rappeler que, lors des états généraux de la bioéthique en 2009, les citoyens n'ont pas souhaité que l'AMP soit accessible aux couples de femmes, craignant qu'au nom de l'égalité entre les hommes et les femmes, cette ouverture entraîne l'autorisation de la gestation pour autrui.

En 2013, face à la résistance de la société civile, le législateur n'a pas pu modifier le cadre de l'assistance médicale à la procréation pour permettre aux couples de femmes de bénéficier d'un don de sperme. La finalité de l'assistance médicale à la procréation demeure donc inchangée : elle est réservée aux couples de sexe différent qui souffrent d'une infertilité dont le caractère pathologique a été médicalement diagnostiqué.

Mais l'ouverture de l'adoption, en particulier l'adoption intrafamiliale, aux couples de même sexe ne pouvait manquer d'ébranler les limites de ce cadre. On sait en effet qu'il y a très peu d'enfants adoptables en France comme à l'international. Pour un couple de femmes, la seule solution pour fonder une famille passe par le recours à un don de sperme pratiqué à l'étranger. Or, en ouvrant la possibilité d'adopter l'enfant né du conjoint, la loi de 2013 constitue une incitation à ce genre de pratiques. Ainsi, tout en n'ouvrant pas l'AMP aux couples de lesbiennes en France, il s'agissait, avec l'autorisation de l'adoption, de « sécuriser » l'avenir des enfants conçus par AMP à l'étranger. Néanmoins quelques tribunaux ont refusé de prononcer l'adoption dans ces circonstances, invoquant la fraude à la loi constituée par l'insémination artificielle avec donneur pratiquée à l'étranger. La plus haute juridiction française, la Cour de cassation, a été appelée à trancher l'incertitude. Elle a considéré, dans un avis du 22 septembre 2014, que le fait pour des femmes de recourir à l'étranger à une insémination avec don de sperme ne heurtait aucun principe essentiel du droit français. L'adoption au sein d'un couple de même sexe est donc permise, quel que soit le mode de conception de l'enfant. La famille homoparentale créée grâce à l'AMP, fût-elle pratiquée à l'étranger, est ainsi indirectement consacrée.

La gestation pour autrui (GPA) ou « mère porteuse »

Les couples désirant un enfant mais dont la femme ne peut mener à bien une grossesse peuvent, dans certains pays, se tourner vers un nouveau mode de procréation : la gestation pour autrui (GPA). C'est une femme autre que la mère d'intention, autrement dit celle qui désire l'enfant, qui portera l'enfant, d'où l'expression « mère porteuse ». Le procédé consiste soit à inséminer la femme porteuse avec le sperme du futur père (on parle alors de procréation pour autrui : la première a eu lieu aux États-Unis en 1970), soit à transférer dans son utérus un embryon obtenu par fécondation in vitro. Cet embryon peut être le produit des gamètes (ovocytes, spermatozoïdes) de ses deux parents d'intention, mais il peut aussi être le résultat de la fécondation par le sperme du père d'intention d'un ovocyte issu d'un don (fourni par une femme étrangère au couple des parents d'intention). En effet, la mère d'intention peut ne pas être en mesure de fournir ses ovocytes.

Ce processus bouleverse le lien traditionnel entre maternité et filiation puisque la femme qui accouche ne sera pas la mère : elle transmettra l'enfant dès la naissance à ses parents d'intention, et dans nombre de pays où la pratique est autorisée et encadrée, son nom ne figurera pas sur l'acte de naissance. Le nom des parents d'intention pourra y être directement inscrit.

En France, après avoir été occasionnellement pratiqué dans les années 1980 pour les couples hétérosexuels, le recours à une « mère porteuse » est interdit depuis 1994. Le contrat de mère porteuse par lequel une femme s'engage, même à titre gratuit, à concevoir et porter un enfant pour le remettre à sa naissance à une autre femme ou à un couple est nul (article 16-7 du Code civil). Selon les magistrats de la Cour de cassation française, une telle convention contrevient tant au principe d'ordre public de l'indisponibilité du corps, qui interdit de louer ou de vendre son corps, qu'à celui de l'indisponibilité de l'état des personnes qui s'oppose à ce qu'un enfant soit l'objet d'une cession par contrat. Aussi les juges ont-ils toujours refusé de prononcer l'adoption de l'enfant par sa mère d'intention, au nom du détournement de l'institution de l'adoption constitué par le contrat de gestation pour autrui.

Ainsi, les pratiques se sont délocalisées dans des pays autorisant la gestation pour autrui, même au bénéfice de personnes venant de l'étranger.

Une fois rentrés avec l'enfant, l'enjeu pour les parents est de faire transcrire sur les registres de l'état civil français les actes de naissance étrangers établissant le lien de filiation qui les rattache à l'enfant. De cette transcription dépend la pleine reconnaissance en France de tous les droits civils (nationalité, protection des relations familiales, vocation successorale) et avantages sociaux découlant du statut familial.

Les parents d'intention se sont longtemps heurtés au refus des autorités françaises de transcrire sur les registres d'état civil les actes de naissance des enfants nés à l'étranger d'une gestation pour autrui. Ce refus s'était durci récemment : le processus de gestation pour autrui a en effet été considéré comme une fraude à la loi française et la reconnaissance de sa paternité par le père biologique a elle-même été annulée. L'établissement de tout lien de filiation des enfants avec leurs parents d'intention était donc impossible.

Mais le 26 juin 2014, faute d'avoir transcrit à l'état civil français les actes de naissance d'enfants nés légalement à l'étranger par GPA, la France a été condamnée par la Cour européenne des droits de l'homme pour avoir ainsi violé le droit au respect de la vie privée des enfants. Les conséquences sur l'identité des enfants liées à la non-reconnaissance en France de leur filiation étaient incompatibles avec le poids qui doit être accordé à l'intérêt supérieur des enfants dans toute décision les concernant.

La décision de la Cour européenne est devenue définitive. Elle va obliger le gouvernement à garantir aux enfants nés de mères porteuses à l'étranger le droit de voir leur filiation établie à l'égard de ceux qui sont désignés comme leurs parents dans l'acte de naissance étranger, dont le premier effet sera de leur reconnaître la nationalité française.

La position d'autres pays vis-à-vis de **l'AMP ou l'AMP sans frontières**

En France, seuls les couples hétérosexuels peuvent bénéficier pour raisons médicales de dons de gamètes. Mais de nombreux pays comme la Belgique, les Pays-Bas, l'Espagne ou le Danemark autorisent les femmes seules ou les femmes homosexuelles à recevoir des dons de sperme. La GPA est légale en Angleterre, en Grèce (mais ces deux pays ne l'autorisent pas aux personnes qui ne sont pas domiciliées sur leur territoire), en Inde et dans certains États des États-Unis. La Belgique et les Pays-Bas la tolèrent, même si aucune réglementation n'est prévue. En revanche, la GPA est formellement interdite en Espagne, en Norvège, au Canada et en Suède. De plus en plus de personnes traversent les frontières afin d'obtenir ce qui est interdit dans leur pays. Elles doivent être conscientes que la protection de leurs droits n'y est pas garantie de la même manière.

L'Agence de la biomédecine (ABM) souhaite attirer l'attention sur le fait que tous les pays, y compris ceux appartenant à l'Union européenne, n'imposent pas les mêmes règles et standards d'agrément des praticiens et de bonnes pratiques, ce qui peut avoir des conséquences sur la qualité des soins et la sécurité sanitaire :

- Les tests pratiqués sur les donneurs de gamètes (spermatozoïdes, ovocytes) à la recherche d'infection HIV, hépatite B, hépatite C et autres infections sexuellement transmissibles comme *Chlamydia*, et les recherches génétiques ne sont pas systématiques avant le don.
- Le taux de grossesse annoncé par quelques centres étrangers ne reflète pas toujours la réalité. Certains ne font pas l'objet d'une validation officielle par les autorités sanitaires compétentes des pays concernés.
- Les grossesses multiples ont des conséquences parfois graves pour la santé de la femme ou celle des enfants. Le choix du nombre d'embryons transférés doit prendre en compte l'ensemble des données médicales.
- La législation concernant l'anonymat du don de gamètes et les règles de filiation est variable selon les pays. Ces différences peuvent entraîner des difficultés juridiques parfois inextricables.

Quelques différences de législation

Pays	Spécificités
Royaume-Uni	AMP autorisée pour toute femme (y compris seule ou en couple avec une femme) capable d'élever un enfant, sans limite d'âge.
Belgique	AMP autorisée pour les couples hétérosexuels, homosexuels et les femmes seules à condition d'avoir moins de 45 ans. Don de cellules reproductrices autorisé entre amis ou au sein de la famille.
Espagne	AMP autorisée pour toutes les femmes majeures, sans limite d'âge, y compris les femmes seules ainsi que les couples homosexuels féminins.
Pays-Bas et Danemark	AMP autorisée pour les femmes seules et les couples homosexuels féminins.
Allemagne et Suisse	Don d'ovocytes interdit.
Italie	Don de gamètes (spermatozoïdes, ovocytes) interdit.
États-Unis	Don de gamètes ni anonyme ni gratuit. Possibilité, à condition d'y mettre le prix, de choisir sur catalogue la donneuse d'ovocytes ou le donneur de sperme selon certains de ses caractères (taille, poids, couleur des yeux, religion...).
Canada	Autorise la mention sur l'acte d'état civil de naissance des deux femmes homosexuelles.

L'évolution des pratiques de procréation transfrontalière et la visibilité croissante de l'homoparentalité questionnent non seulement les experts scientifiques mais aussi la société :

- Quelles limites opposer à la liberté procréative des individus ? Jusqu'où la médecine peut-elle aider les personnes à réaliser leur désir d'enfant ?
- Quel est le devenir des enfants ?
- Faut-il ou non maintenir l'anonymat des donneurs de gamètes ?
- Sommes-nous prêts à accepter de nouvelles configurations familiales dès lors que le modèle père/mère/enfant connaît déjà en lui-même de nombreuses variations (famille monoparentale, recomposée…) ?
- Faut-il un alignement universel des lois de la procréation qui restent différentes selon les pays, leurs référents culturels, leurs mentalités… ?

L'AMP sans frontières

	Don de sperme	Don d'ovocyte	Don d'embryon	Statut des donneurs	Don rémunéré	Mère porteuse
Inde	Autorisé	Autorisé	Autorisé	Aucune loi	Aucune loi	Autorisé
Japon	Interdit	Interdit	Interdit	Anonyme	Aucune loi	Interdit
Corée du Sud	Autorisé	Autorisé	Aucune loi	Aucune loi	Interdit	Aucune loi
Australie	Autorisé	Autorisé	Autorisé	Non anonyme	Interdit	Autorisé
Chine	Autorisé	Autorisé	Interdit	Anonyme		Interdit
Canada	Autorisé	Autorisé	Autorisé	Aucune loi	Interdit	Autorisé
États-Unis	Autorisé	Autorisé	Autorisé	Aucune loi	Aucune loi	Autorisé*
Brésil	Autorisé	Autorisé	Autorisé	Aucune loi	Autorisé	Autorisé
Argentine	Autorisé	Autorisé		Non anonyme	Interdit	
Royaume-Uni	Autorisé	Autorisé	Autorisé	Non anonyme	Autorisé	Autorisé
Irlande	Autorisé	Autorisé	Autorisé	Aucune loi	Aucune loi	Autorisé
Belgique	Autorisé	Autorisé	Autorisé	Anonyme ou non	Interdit	Autorisé
Pays-Bas	Autorisé	Autorisé	Autorisé	Non anonyme	Interdit	Autorisé
Allemagne	Autorisé	Interdit	Interdit	Non anonyme	Interdit	Interdit
Danemark	Autorisé	Autorisé	Autorisé	Non anonyme	Autorisé	Interdit
Suède	Autorisé	Autorisé	Interdit	Non anonyme	Interdit	Interdit
Norvège	Autorisé	Interdit	Interdit	Non anonyme	Autorisé	Interdit
Finlande	Autorisé	Autorisé	Autorisé	Non anonyme	Interdit	Interdit
Portugal	Autorisé	Autorisé	Autorisé	Anonyme	Aucune loi	Interdit
Espagne	Autorisé	Autorisé	Autorisé	Anonyme	Autorisé	Interdit
France	Autorisé	Autorisé	Autorisé	Anonyme	Interdit	Interdit
Suisse	Autorisé	Interdit	Interdit	Non anonyme	Interdit	Interdit
Italie	Interdit	Interdit	Interdit	Interdit	Interdit	Interdit
Autriche	Autorisé	Interdit	Interdit	Non anonyme	Interdit	Interdit
Grèce	Autorisé	Autorisé	Autorisé	Anonyme	Interdit	Autorisé
Russie	Autorisé	Autorisé	Autorisé	Anonyme	Autorisé	Autorisé
Rép. tchèque	Autorisé	Autorisé		Anonyme		Aucune loi
Israël	Autorisé	Autorisé	Interdit	Anonyme	Interdit	Autorisé

* Autorisé dans quelques États.

Témoignage de médecin

Une patiente me contacte pour une demande de don d'ovocytes à l'étranger. Elle vit en couple. Elle me décrit son histoire d'infertilité : les échecs des différentes tentatives de FIV, son désespoir, ses attentes... Elle me précise qu'elle a pris contact en Grèce pour débuter la procédure de don d'ovocytes. Petite information complémentaire : l'âge de la patiente... 53 ans.

Je lui ai fait part des problèmes et surtout des risques médicaux de cette tentative d'AMP de don d'ovocytes. Je lui demande de réfléchir, avec son mari, aux conséquences et je lui propose de rencontrer, toujours avec son mari, ma collègue psychologue, afin de les aider à définir d'autres solutions possibles. Cette femme a besoin d'entendre un discours neutre, rationnel pour prendre une décision.

ANNEXES

1. **Micronutriments** et **compléments alimentaires** pour stimuler la fertilité

Apports journaliers recommandés (AJR) des principaux micronutriments ayant démontré une efficacité pour stimuler la fertilité (d'après la directive 2008/100/CE et l'AFSSA (Agence française de sécurité sanitaire des aliments, 2010)

Type de micronutriment	Micronutriment	Apports journaliers recommandés
Vitamines	Vitamine A	800 µg
	Vitamine B6	1,4 mg
	Vitamine B9	200 µg – 400 µg chez la femme en vue de la conception et pendant la grossesse
	Vitamine B12	2,5 µg
	Vitamine C	80 mg
	Vitamine D	5 µg
	Vitamine E	12 mg
Acides gras oméga 3	ALA (acide α-linolénique)	1,8 g
	DHA (acide docosahexaénoïque) + EPA (acide eicosapentaénoïque)	0,5 g
Minéraux et oligoéléments	Calcium	800 mg
	Cuivre	1 mg
	Fer	14 mg
	Magnésium	375 mg
	Sélénium	55 µg
	Zinc	10 mg
Caroténoïdes	Bêta-carotène	4,8 mg

Composition de quelques compléments alimentaires préconisés pour stimuler la fertilité

Laboratoire	Complément alimentaire	Composition
CCD	♀ Oligobs Procréa F	Huile de poissons : 500 mg Acides gras polyinsaturés oméga 3 : 300 mg Dont EPA : 30 mg Dont DHA : 215 mg Vitamine B6 : 2 mg Vitamine B9 : 400 µg Vitamine B12 : 3 µg Vitamine C : 120 mg Vitamine E : 15 mg Chrome : 25 µg Cuivre : 500 µg Magnésium : 100 mg Sélénium : 50 µg Zinc : 15 mg Taurine (acide aminé soufré) : 50 mg Inositol : 200 mg
	♂ Oligobs Procréa M	Huile de poissons : 408 mg Acides gras polyinsaturés oméga 3 : 230 mg Dont DHA : 200 mg Vitamine B9 : 200 µg Vitamine C : 90 mg Vitamine E : 15 mg Sélénium : 27,5 µg Zinc : 15 mg Taurine : 100 mg L-carnitine : 3 g Arginine : 100 mg Coenzyme Q10 : 30 mg
Granions	♀ Conceptio Femme	Huile de poissons : 500 mg Acides gras polyinsaturés oméga 3 : 300 mg Dont DHA : 250 mg Vitamine B1 : 1,1 mg Vitamine B2 : 1,4 mg Vitamine B3 : 16 mg Vitamine B5 : 6 mg Vitamine B6 : 1,4 mg Vitamine B8 : 50 µg Vitamine B9 : 400 µg Vitamine B12 : 2,5 µg Vitamine C : 80 mg Vitamine E : 12 mg Iode : 150 µg Magnésium : 100 mg Sélénium : 50 µg Zinc : 10 mg

	♂ Conceptio Homme	Huile de poissons : 1705 mg Dont DHA : 800 mg Vitamine B6 : 1,4 mg Vitamine E : 12 mg Zinc : 10 mg Sélénium : 50 µg L-carnitine : 3g Coenzyme Q10 : 30 mg
DCMG	♀ Ovocyplus	Vitamine B9 : 200 µg Vitamine B6 : 2 mg Vitamine B12 : 2,5 µg Vitamine C : 160 mg Vitamine D : 5 µg Vitamine E : 24 mg Cuivre : 2 mg Fer : 14 mg Magnésium : 300 mg Manganèse : 3,5 mg Sélénium : 50 µg Zinc : 15 mg
	♂ Fertimax 2	Vitamine B9 : 200 µg Vitamine C : 180 mg Vitamine E : 30 mg Zinc : 15 mg Sélénium : 50 µg L-carnitine : 400 mg Coenzyme Q10 : 40 mg
Nurilia	♀ Procrelia femme	N-Acétylcystéine : 250 mg Extrait de figues de Barbarie : 70 mg Dont bétalaïne : 0,05 mg Dont quercétine : 0,001 mg Dont acide linoléique : 69,70 mg L-carnitine tartrate : 30 mg Vitamine B3 : 16 mg Zinc : 15 mg Vitamine E : 10 mg Vitamine B6 : 1,40 mg Vitamine B2 : 1,40 mg Vitamine B9 : 400 µg Vitamine B12 : 2,50 µg Huile de poisson : 100 mg Dont EPA : 18,20 mg Dont DHA : 2,30 mg

.../...

	♂ Procrelia homme	N-Acétylcystéine : 300 mg Extrait de fruit de nopal : 200 mg Dont bétalaïne : 0,10 mg Dont quercétine : 0,002 mg Magnésium : 100 mg Extrait de feuilles de thé vert : 68 mg Dosé en polyphénols : 20,40 mg Extrait de *Dunaliella salina* : 48 mg Dont caroténoïdes : 1,20 mg Extrait de feuilles d'olivier : 48 mg Extrait de fruits d'oranger doux : 34 mg Dont hespéridine : 20,40 mg Vitamine B3 : 16 mg Zinc : 15 mg Vitamine E : 10,13 mg Vitamine B6 : 1,40 mg Vitamine B2 : 1,40 mg Vitamine B9 : 200 µg Vitamine B12 : 2,50 µg
	♂ Fertibiol	N-Acétylcystéine : 250 mg Extrait de fruit de nopal : 200 mg Dont bétalaïne : 0,05 mg Dont quercétine : 0,001 mg L-tyrosine : 150 mg L-carnitine tartrate : 134,41 mg Extrait de fleurs de souci : 111,12 mg Dont lutéine : 5,71 mg Extrait de *Haematococcus pluvialis* : 85,71 mg Dont astaxanthine : 4,29 mg Extrait de fruits d'oranger doux : 83,73 mg Dont hespéridine : 50,24 mg Extrait de feuilles de thé vert : 67,47 mg Dont polyphénols : 20,24 mg Extrait de *Dunaliella salina* : 48 mg Dont caroténoïdes : 1,20 mg Extrait de feuilles d'olivier : 47,19 mg Dont hydroxytyrosol : 0,47 mg Extrait de fruit d'acérola : 40,20 mg Coenzyme Q10 : 30 mg Extrait d'écorce de pin maritime : 20 mg Dont OPC : 19 mg Zinc : 15 mg Vitamine E : 12 mg Vitamine B6 : 1,40 mg Vitamine B2 : 1,40 mg Vitamine B9 : 178,49 µg Vitamine B12 : 2,50 µg Extrait de graines de figues de Barbarie : 100 mg Huile de poisson : 100 mg Dont DHA : 2,30 mg Dont EPA : 18,20 mg

	♂ Condensyl	N-Acétylcystéine : 250 mg Extrait de figues de Barbarie : 100 mg Dont bétalaïne : 0,05 mg Dont quercétine : 0,001 mg Vitamine B3 : 16 mg Zinc : 15 mg Vitamine E : 12 mg Vitamine B6 : 1,40 mg Vitamine B2 : 1,40 mg Vitamine B9 : 400 µg Vitamine B12 : 2,50 µg
Pilèje	♀ Féminabiane conception	Huile de poissons : 499 mg Acides gras polyinsaturés oméga 3 : 300 mg Dont EPA : 50 mg Dont DHA : 250 mg Vitamine B1 : 1,1 mg Vitamine B2 : 1,4 mg Vitamine B3 : 16 mg Vitamine B6 : 1,4 mg Vitamine B9 : 400 µg Vitamine B12 : 3 µg Vitamine E : 12 mg Vitamine D : 7,5 µg Zinc : 7 mg Calcium : 120 mg Magnésium : 112,5 mg
Sigma-Tau	♂ Proxeed Plus	Vitamine B9 : 200 µg Vitamine B12 : 1,5 µg Vitamine C : 90 mg Sélénium : 50 µg Zinc : 10 mg L-carnitine : 1 g Acétyl-L-carnitine : 500 mg Fructose : 1 g Acide citrique : 50 mg Coenzyme Q10 : 20 mg

.../...

Dosages des micronutriments relevés dans une sélection de compléments alimentaires destinés à stimuler la fertilité

Type de micronutriment	Micronutriment	Dosage quotidien dans les compléments alimentaires du tableau précédent
Vitamines	Vitamine B1	♀ : 1,1 mg
	Vitamine B2	♀ : 1,4 mg
	Vitamine B3	♀ : 16 mg
	Vitamine B5	♀ : 6 mg
	Vitamine B6	♀ : 1,4 à 2 mg ♂ : 1,4 mg
	Vitamine B8	♀ : 50 µg
	Vitamine B9	♀ : 200 à 400 µg ♂ : 200 µg
	Vitamine B12	♀ : 2,5 à 3 µg ♂ : 1,5 à 3 µg
	Vitamine C	♀ : 80 à 120 mg ♂ : 90 à 180 mg
	Vitamine D	♀ : 7,5 µg
	Vitamine E	♀ : 12 à 15 mg ♂ : 12 à 30 mg
Acides gras oméga 3	DHA ± EPA	♀ : 245 à 300 mg ♂ : 200 à 800 mg
Minéraux et oligoéléments	Calcium	♀ : 120 mg
	Chrome	♀ : 25 µg
	Cuivre	♀ : 500 µg à 2 mg
	Fer	♀ : 14 mg
	Iode	♀ : 150 µg
	Magnésium	♀ : 100 à 300 mg
	Manganèse	♀ : 3,5 mg
	Sélénium	♀ : 50 µg ♂ : 27,5 à 50 µg
	Zinc	♀ : 7 à 15 mg ♂ : 10 à 15 mg
Carnitines	L-carnitine	♂ : 400 mg à 3 g
	Acétyl-L-carnitine	♂ : 500 mg

Autres	Acide citrique	♂ : 50 mg
	Arginine	♂ : 100 mg
	Coenzyme Q10	♂ : 20 à 30 mg
	Fructose	♂ : 1 g
	Inositol	♀ : 200 mg
	Taurine	♀ : 50 mg ♂ : 100 mg

Dans la plupart de ces compléments alimentaires formulés pour améliorer la fertilité, les doses de micronutriments peuvent être supérieures à celles préconisées dans les AJR.

2. Les démarches **pour le don de sperme**

Précaution d'utilisation des containers contenant de l'azote liquide

Basse température

Risque d'asphyxie

L'azote sous ses deux états est dangereux :

- À l'état liquide : risques de « brûlures », gelures et autres lésions liées au froid, qui peuvent être extrêmement graves, surtout si l'azote atteint la cornée.
- À l'état gazeux : augmentation de sa teneur dans l'air et donc diminution du taux d'oxygène, d'où risques d'anoxie, voire d'asphyxie parfois mortelle.

Précautions lors du transport des containers contenant de l'azote liquide

Toujours maintenir le container en position verticale.

Le bouchon du container ne doit pas être fermé de façon étanche (pour éviter une surpression et donc une explosion).

Éviter tout déplacement brusque, ne pas le cogner.

Si vous entreposez le container, celui-ci doit rester dans une pièce aérée et éloignée de toute source de chaleur et de froid (pas de stockage dans un congélateur ou réfrigérateur).

Attention aux jeunes enfants.

Attention aux animaux domestiques.

En cas de transport en voiture :

- Rouler vitres ouvertes (aération continue).
- Fixer le container d'azote soit sur le siège avant en le bloquant avec la ceinture de sécurité ou avec une sangle, soit en le bloquant entre le siège avant et arrière.

En cas de transport aérien :

- Le container ne présente aucun danger particulier, mais doit être transporté en cabine afin d'être maintenu verticalement tout au long du trajet. En effet, la présence d'azote liquide implique qu'il ne peut être scellé hermétiquement mais ne doit pas non plus être ouvert.
- Le container ne doit pas passer aux rayons X lors du contrôle de sécurité, afin que le produit biologique ne subisse aucune altération.

Conduite à tenir en cas d'accident

En cas de brûlure sur la peau ou dans les yeux avec l'azote liquide, il faut traiter l'accident comme une gelure :

- Mettre la personne atteinte dans un local tempéré.
- Arroser la zone atteinte avec de grandes quantités d'eau propre ou mieux stérile, à une température comprise entre 15 et 25 °C.

Le réchauffement, pour être efficace, doit être rapide et prolongé au minimum 15 minutes.

Exemple de fiche de traçabilité pour **autoconservation de sperme**

(à conserver par le médecin traitant dans le dossier médical pendant 30 ans)

Date de remise des paillettes : ....

Nom du couple destinataire :

Monsieur Nom : .... Prénom : ....

Madame Nom : .... Prénom : ....

Dossier n° : ....

Les sérologies suivantes ont été pratiquées chez Mr. Le :		Résultat
HIV 1 et 2		Positif ☐ Négatif ☐
Hépatite B	AgHBS Ac anti HBS Ac anti HBC	Positif ☐ Négatif ☐ Positif ☐ Négatif ☐ Positif ☐ Négatif ☐
Hépatite C	Ac anti HCV	Positif ☐ Négatif ☐
Syphilis	TPHA VDRL	Positif ☐ Négatif ☐ Positif ☐ Négatif ☐

Caractéristiques des paillettes :

Nombre : ....

Couleur : ....

Code : ....

Lot de paillettes congelées le : ....

Nombre de spermatozoïdes à mobilité progressive (a + b) : .... millions par paillette

Le biologiste

Nom :

Signature :

Exemple de consentement au **don de sperme**

Je soussigné,

Nom : ....

Prénom : ....

Né le : .... à : .... Département : ....

Domicile : ....

....

....

faire don de mon sperme au ....

.... afin de venir en aide aux couples infertiles.

Les principes de ce don : « Gratuité – Anonymat – Volontariat – Égalisation des chances des couples receveurs – Appariement des caractéristiques physiques » m'ont été expliqués.

Aucune information ne me sera communiquée sur l'utilisation de mon don.

Je ne recevrai aucun paiement, quelle qu'en soit la forme, en retour de cet acte.

Je pourrai, le cas échéant, demander le remboursement de mes frais engagés.

Je peux révoquer mon consentement jusqu'au moment de l'utilisation de mon don par

....

Je souhaite être informé des résultats de mes tests sanitaires ☐

Je ne le souhaite pas ☐

Fait à ...., le .... Signature

3. Les démarches **pour le don d'ovocytes**

Exemple de consentement **pour un don d'ovocytes** (couple donneur)

Donneuse

Je soussignée, Madame ....
certifie vouloir donner mes ovocytes après avoir été parfaitement informée de la procédure du don d'ovocytes, à savoir :

gratuité - volontariat - anonymat - appariement des caractères physiques.

☐ J'accepte le prélèvement de mes ovocytes et le traitement médical, j'ai été informée de leur déroulement, de leurs contraintes et de leurs effets secondaires et risques potentiels. Une liste de ceux-ci m'a été remise, commentée et discutée en consultation. J'ai bien compris l'ensemble de ces informations, et ai pu poser toutes les questions qui me paraissaient nécessaires.

☐ J'ai été informée qu'en aucun cas l'identité des couples receveurs ne serait révélée à mon conjoint ou à moi-même et que, réciproquement, l'anonymat le plus absolu nous était assuré.

☐ J'ai été informée qu'aucun renseignement concernant le nombre d'ovocytes prélevés, accueillis et leur devenir ne me sera donné à l'issue du prélèvement ovocytaire.

☐ Je m'engage après la ponction faite en hospitalisation de jour à sortir accompagnée et à passer la nuit suivante à Paris ou en Région parisienne.

Nom :

Prénom :

Date :

Signature* :

Conjoint de la donneuse

Je soussigné, Monsieur ....
reconnais avoir été informé que ma conjointe se proposait de donner ses ovocytes à une ou plusieurs femmes souffrant de stérilité et des conditions de ce don énoncées ci-dessus.

Je déclare formellement n'avoir aucune objection à présenter.

Nom : Date :

Prénom : Signature * :

Date :

Nom :

Signature du praticien :

* précédée de la mention lu et approuvé

Exemple de fiche de choix **donneuse d'ovocytes**

Nom :
Nom de jeune fille :
Prénom :
Née le :

Nom Mr :
Prénom :
Né le :

Adresse et tél :

Médecin : Dr

Caractéristiques phénotypiques	Madame	
Facteurs de risques :	Profession :	
Groupe ABO-Rh		
Origine ethnique Téguments		
Yeux		
Cheveux		
Taille		
Poids		
CMV		

Informations et consentements	
☐ Photocopie du document d'identité	☐ Consultation cytogénétique le//
☐ Photocopie du livret de famille	☐ Entretien psychologique le// Conclusion : ....
☐ Délivrance d'information sur le don	☐ Consentement au don
☐ Remise du guide d'information	☐ Consentement au don du conjoint

Mode de recrutement :
☐ relationnelle (N°)
☐ spontanée
☐ don de spermatozoïdes
☐ FIV
☐ egg sharing
☐ Autre : ....

État civil : ☐ mariée ☐ en concubinage ☐ pacsée ☐ célibataire
Nombre d'enfants : ....
Grossesses : ....
Accouchements : ....
Enfants et devenir : ....

Antécédents :

Examen gynécologique le : //
Résultat : ....
FCV le : //
Résultat : ....

N° anonymat :

Date Consultation : //

Exemple de fiche de choix **receveurs d'ovocytes**

Nom :
Nom de jeune fille :
Prénom :
Née le :

Nom Mr :
Prénom :
Né le :

Adresse et tél :

Médecin : Dr

Caractéristiques phénotypiques	**Madame**	**Monsieur**
Facteurs de risques :	Profession :	Profession :
Groupe ABO-Rh		
Origine ethnique Téguments		
Yeux		
Cheveux		
Taille		
Poids		
CMV		

Informations et consentements	
☐ Photocopie du document d'identité Mr.... ☐ Mme...	☐ Consultation cytogénétique Monsieur le//
	☐ Entretien psychologique le//par : .... Conclusion : ....
☐ Photocopie du livret de famille ☐ ou fiche familiale d'état civil ☐ ou certificat de vie commune (documents avec noms Mme + Mr) ☐ ou PACS	Certificat non appariement : ☐ Groupe sanguin ☐ Ethnie
☐ Délivrance d'information sur la congélation de spz	☐ Consentement à la congélation
☐ Délivrance d'information sur le don	☐ Consentement avant le début de l'AMP
☐ Guide d'information	☐ Confirmation de consentement à 3 mois (rose)
	☐ Consentement légal à l'AMP avec tiers donneur (TGI ou notaire)

Indications :

☐ Dysgénésie gonadique ☐ Échec FIV ☐ Génétique
☐ Turner ☐ IOO
☐ IOPCause : ....
☐ Autre : ....

Antécédents :

Commission multidisciplinaire : date//
Accepté ☐ Refusé ☐ cause : ....
Donneuse(s) relationnelle(s) : OUI ☐ NON ☐ Nombre : ....

4. Les démarches **pour le don d'embryon**

Note à l'attention du **tribunal de grande instance**

Madame, Monsieur,

Vous allez recevoir un couple dans le cadre d'une demande d'ACCUEIL d'EMBRYON.

Cette procédure est spécifique et régie par les articles L. 2114-2, L. 2142-6, R. 152-8 et R152-5-9 du Code de la santé publique.

Nous vous remercions, conformément à la législation, de faire figurer sur le procès-verbal que vous allez rendre l'autorisation de procéder à une procréation médicalement assistée, par accueil d'embryon, avec la notion de possibilité pour le couple d'offrir à un enfant à naître les conditions d'accueil satisfaisantes sur le plan familial, éducatif et psychologique.

Ces mentions sont en effet indispensables pour que l'accueil d'embryon puisse être effectué, celui-ci n'étant pas soumis aux mêmes considérations que les procédures d'autorisation de recours à une procréation médicalement assistée avec tiers donneur.

Restant à votre disposition, recevez, Madame, Monsieur, l'expression de mes salutations distinguées.

Dr …

Exemple de fiche de choix **Donneurs d'embryons**

N° anonymat :
Nom :
Nom de jeune fille :
Prénom :
Née le :
Adresse et tél :
Centre d'AMP d'origine :

Date Consultation biologique ://
Nom Mr :
Prénom :
Né le :
Médecin : Dr

	Madame	**Monsieur**
	Profession :	Profession :
Âge au moment de la ponction (au mois près)		
Caractéristiques phénotypiques :		
Groupe ABO-Rh		
Origine ethnique Téguments		
Yeux		
Cheveux		
Taille		
Poids		

Antécédents :

Informations	**Autres consultations**
☐ Délivrance d'information sur le don	☐ Consultation cytogénétique le// Résultat : ☐ accepté ☐ récusé
☐ Remise du guide d'information	☐ Entretien psychologique le// Conclusion : ....

Nombre d'enfants : ....
Mode de conception : ....
Grossesses : ....
Accouchements : ....
Enfants et devenir : ....

Choix initial concernant les embryons :
☐ Accueil
☐ Recherche

Indication de l'AMP : ....
☐ Poursuite du projet parental ....
☐ Destruction

Embryons destinés à l'accueil :
Date de congélation : ..../........./.........
Technique : ☐ FIV ☐ ICSI
Nombre ....
Qualité embryonnaire ....
Stade de congélation ☐ J1 ☐ J2 ☐ J3 ☐ Blastocystes
CR de congélation ☐ Oui ☐ Non

Commission multidisciplinaire : date//
Accepté ☐
Refusé ☐ cause : ....

Exemple de fiche de choix **Receveurs d'embryons**

Nom :

Nom de jeune fille :

Prénom :

Née le :

Nom Mr :

Prénom :

Né le :

Adresse et tél :

Médecin : Dr

	Madame	Monsieur
Caractéristiques phénotypiques	Profession :	Profession :
Groupe ABO-Rh		
Origine ethnique Téguments		
Yeux		
Cheveux		
Taille		
Poids		

Indications absolues :

☐ Double stérilité définitive

☐ Double indication génétique

☐ Stérilité définitive + indication génétique

☐ Autre ....

Indications relatives :

☐ Double stérilité relative

☐ Choix du couple

Antécédents :

☐ Guide d'information

☐ Information adoption ☐ Oui ☐ Non

Commission multidisciplinaire : date//

Accepté ☐ Refusé ☐ cause : ....

N° anonymat donneurs embryons : ....

Date de décongélation : ....

Nb embryons décongelés : ....

Nb d'embryons transférés et aspect : ....

Issue : ....

Enfant(s) : ....

Date de naissance : ....

État de santé : ....

Carnet de santé : ....

5. Adresses utiles

Pour trouver l'adresse du CECOS le plus proche de chez vous : numéro vert 0800 541 541 ou www.cecos.org

21 établissements publics et privés à but non lucratif sont autorisés à ponctionner les ovocytes et à les céder en vue d'une AMP. Les centres se sont récemment constitués en réseau : le groupe d'étude pour le don d'ovocytes, (GEDO) réunit tous les centres pour améliorer les conditions pratiques du don d'ovocytes et servir d'interface de communication entre les professionnels et les associations de patients (www.gedo.org).

Glossaire

A

ABM (Agence de la biomédecine) : agence publique d'État créée par la loi de bioéthique de 2004. Ses principaux domaines d'action sont le prélèvement et la greffe, la procréation, l'embryologie et la génétique humaines.

Accueil d'embryon : au cours de la fécondation in vitro, les embryons non transférés, dits surnuméraires, sont cryoconservés (congelés). Ils peuvent être transférés ultérieurement au couple ou donnés avec l'accord du couple à un autre couple infertile.

Aménorrhée : absence de menstruations (règles).

AMH (hormone antimüllérienne) : hormone influant sur le recrutement des follicules primordiaux, et sur le processus de la mise en place du follicule dominant (réserve ovarienne).

AMP (assistance médicale à la procréation) : techniques médicales/biologiques destinées à aider les couples infertiles, telles que insémination, FIV (fécondation in vitro), FIV-ICSI…

Androgènes (hormones) : hormones essentiellement masculines produites par les testicules (testostérone).

Anovulation : absence d'ovulation ; absence de production d'ovocytes matures par l'ovaire.

Antioxydants : molécules qui aident le corps à lutter contre les radicaux libres. Les radicaux libres (pro-oxydants) altèrent l'intégrité des cellules, dont les ovocytes et les spermatozoïdes, et provoquent leur mort prématurée.

Asthénozoospermie : absence de mobilité ou faible mobilité des spermatozoïdes.

Atrésie folliculaire : arrêt de croissance des follicules au niveau de l'ovaire.

Azoospermie : absence de spermatozoïdes dans le sperme (éjaculat).

B

Biopsie testiculaire : procédé chirurgical pour obtenir du tissu testiculaire. L'objectif peut être d'établir un diagnostic ou de rechercher des spermatozoïdes testiculaires dans le cas d'une azoospermie.

Blastocystes : embryon entre le 5e et le 6e jour de fécondation.

C

Canal déférent : paire de tubes allant de l'épididyme au conduit éjaculatoire qui transporte le sperme vers l'urètre.

Canal éjaculateur : naît de la jonction du canal déférent et de l'abouchement de la vésicule séminale. Il pénètre dans la prostate et s'y termine dans l'urètre.

Caryotype : test sanguin permettant de détecter les anomalies de nombre et de morphologie des chromosomes.

CECOS (Centre d'étude et de conservation des œufs et du sperme humains) : organisme public chargé de gérer les dons et la conservation d'ovocytes et de sperme.

Cellules de Leydig : cellules présentes au niveau des testicules, favorisant principalement la production d'hormones masculines (androgènes).

Cellules de Sertoli : cellules présentes au niveau des testicules, favorisant principalement la production de spermatozoïdes.

Chromosomes : structures génétiques (ADN) présentes dans chaque cellule. Porteurs de l'information génétique propre à chaque individu, les chromosomes sont au nombre de 46 : 22 paires identiques et une paire de chromosomes sexuels, XX chez la femme et XY chez l'homme.

Coculture embryonnaire : technique de culture qui maintient les embryons pendant six jours au moins, en laboratoire, augmentant ainsi les chances d'obtenir une grossesse (stade blastocyte).

Cœlioscopie (ou laparoscopie) : technique chirurgicale réalisée sous anesthésie générale qui consiste à introduire un système optique afin de contrôler l'intégrité de l'ensemble de l'appareil génital féminin.

Col utérin : partie inférieure de l'utérus qui fait communiquer le vagin et la cavité utérine.

Congénital : se dit d'une maladie ou d'une anomalie présente à la naissance, acquise pendant la grossesse, mais pas obligatoirement héréditaire.

Corps jaune : structure présente dans l'ovaire après l'ovulation. Elle produit la progestérone.

Cryoconservation (ou congélation) : procédé utilisé pour conserver les spermatozoïdes, les ovocytes et les embryons en les congelant à très basse température à (– 196 °C). Lors d'une fécondation in vitro, les embryons dits surnuméraires peuvent être cryoconservés pour une utilisation ultérieure dans le cas d'échec de transfert d'embryons dit « frais » ou dans le cadre d'une seconde grossesse.

Cryptozoospermie : présence de très rares spermatozoïdes dans l'éjaculat.

D

DES syndrome (ou syndrome du distilbène) : anomalies provoquées par le diéthylstilbestrol (DES), un œstrogène non stéroïdien de synthèse. Il a été retiré du marché en raison de ses multiples effets sur l'appareil reproducteur. Les problèmes liés à l'exposition in utero au DES restent d'actualité.

Diagnostic préimplantatoire (DPI) : diagnostic génétique sur un embryon obtenu par fécondation in vitro avant qu'il ne soit transféré à la femme pour vérifier l'absence d'anomalie.

Don d'embryon : voir *Accueil d'embryon.*

Don d'ovocytes : don anonyme, volontaire, gratuit par lequel une femme donne des ovocytes pour un couple dont l'infertilité est d'origine féminine.

Don de sperme : don anonyme, volontaire, gratuit par lequel un homme donne son sperme pour un couple dont l'infertilité est d'origine masculine.

Dysovulation : ovulation irrégulière.

Dystrophie ovarienne : voir *Syndrome des ovaires polykystiques (SOPK).*

E

Éjaculat : substance constituée de sperme (liquide séminal et spermatozoïdes) qui est éjaculée du système reproductif masculin.

Éjaculation rétrograde : éjaculat expulsé vers la vessie au moment de l'éjaculation au lieu d'être extériorisé.

Éjaculation : processus physiologique par lequel le liquide séminal et les spermatozoïdes (sperme) sont éjectés pendant l'orgasme.

Embryon : nom donné à l'ovocyte fécondé pendant les huit premières semaines de son développement.

Endomètre : muqueuse interne de l'utérus qui s'épaissit pendant le cycle menstruel. En cas de fécondation, l'embryon peut s'y implanter. Sinon, il y a menstruation.

Endométriose : affection gynécologique caractérisée par une croissance du tissu de l'endomètre en dehors de l'utérus (dans les trompes, les ovaires…).

Épididyme : organe cylindrique situé derrière chaque testicule faisant suite aux canaux efférents. Il se prolonge par le canal déférent ou canal spermatique, qui débouche dans l'urètre destiné à évacuer à la fois les urines et le sperme.

Épreuve au bleu : injection d'un colorant (bleu de méthylène) dans la cavité utérine afin de contrôler son passage à travers les trompes par cœlioscopie. Elle définit ainsi la perméabilité tubaire.

F

Fausse couche : arrêt prématuré d'une grossesse.

Fibrome utérin (myome) : tumeur bénigne développée à partir du muscle de l'utérus. Selon la taille et la localisation, le fibrome peut entraîner un trouble de la fertilité, des troubles du cycle…

FIV (fécondation in vitro) : technique qui consiste à mettre dans une étuve en laboratoire (in vitro) les ovocytes recueillis par ponction et les spermatozoïdes afin qu'il y ait fécondation. Les embryons obtenus sont transférés dans l'utérus pour tenter d'obtenir une grossesse.

Fœtus : nom donné à l'embryon à partir de la 8e semaine de développement.

Follicule : structure emplie de liquide développée au niveau de l'ovaire et qui renferme l'ovocyte en cours de maturité.

Follicule antral : follicule qui va devenir dominant puis pré-ovulatoire au sein du pool des follicules. Le comptage des follicules antraux par échographie pelvienne est réalisé entre le 3e et le 5e jour du cycle. Ces follicules mesurent entre 2 et 8 mm de diamètre. Le nombre total de follicules antraux sur chaque ovaire permet d'évaluer la réserve ovarienne (quantité/qualité d'ovocytes potentiellement fécondables).

FSH (hormone folliculostimuline) : hormone sécrétée par l'hypophyse. Chez la femme, la FSH stimule la croissance du follicule ovarien. Chez l'homme, elle stimule principalement la production des spermatozoïdes au niveau des cellules de Sertoli (dans les testicules).

G

Gamète : cellule reproductrice, ovocyte chez la femme et spermatozoïde chez l'homme.

GEDO (Groupe d'étude pour le don d'ovocytes) : réseau de professionnels (cliniciens, biologistes et psychologues) créé en 1999, en association loi 1901, pour faciliter la pratique du don d'ovocytes.

Gène : unité biologique retrouvée à un point défini du chromosome qui transmet les caractères héréditaires.

GnRH (gonadolibérine) : hormone sécrétée par l'hypothalamus dans le cerveau. Cette hormone permet à l'hypophyse de sécréter la LH (hormone lutéinisante) et la FSH (la folliculostimuline).

Gonade : glande (testicule, ovaire) qui produit les gamètes et les hormones sexuelles.

Gonadotrophines : hormones folliculostimuline (FSH) et lutéinisante (LH) produites au niveau de l'hypophyse. Elles contrôlent la fonction reproductrice au niveau de l'ovaire et des testicules.

GPA (gestation pour autrui) : technique de procréation par laquelle une femme (dite « mère porteuse ») porte l'enfant pour un couple. La gestation pour autrui est interdite en France.

Grossesse chimique : grossesse confirmée uniquement par un taux sanguin de gonadotrophine chorionique humaine (hCG), non confirmée par une échographie pelvienne (pas d'embryon).

Grossesse échographique : confirmation par échographie d'une grossesse en décrivant la présence d'un embryon avec une activité cardiaque.

Grossesse extra-utérine ou grossesse ectopique : grossesse au cours de laquelle l'embryon s'implante à l'extérieur de l'utérus, en particulier au niveau des trompes...

H

Hémospermie : présence de sang dans l'éjaculat (sperme).

Hormone : substance sécrétée par les glandes dites endocrines (ovaires, testicules, thyroïde…). Les hormones transportées par le sang agissent comme des messagers chimiques au niveau des cellules cibles.

Hormone chorio-gonadotrophique (hCG) : hormone produite dès le début de grossesse.

Hormone gonadolibérine : voir *GnRH*.

Hormone lutéinisante : voir *LH*.

Hydrosalpinx : anomalie des trompes de Fallope qui sont remplies de liquide potentiellement infecté. Cause possible d'infertilité.

Hyperspermie : volume d'éjaculat supérieur à la normale (> 6 ml).

Hypophyse : glande à la base du cerveau qui sécrète de nombreuses hormones telles que la FSH, la LH, la TSH, la prolactine… qui contrôlent les ovaires, les testicules…

Hypospermie : volume d'éjaculat inférieur à la normale (< 2 ml).

Hypothalamus : glande située à la base du cerveau qui contrôle la sécrétion des hormones de l'hypophyse, dont la GnRH.

Hystérosalpingographie (HSG) ou hystérographie : examen radiologique utilisant un produit de contraste qui opacifie l'utérus et les trompes. Il renseigne sur la taille, la forme, les contours de la cavité utérine et la perméabilité des trompes.

Hystéroscopie : système optique introduit par le vagin pour visualiser les orifices des trompes et la cavité utérine.

I

ICSI ou FIV-ICSI (injection intracytoplasmique de spermatozoïdes) : micromanipulation sous microscope au cours de laquelle un seul spermatozoïde est injecté directement dans l'ovocyte pour favoriser la fécondation. L'embryon obtenu est ensuite transféré dans l'utérus. Cette méthode est recommandée dans le cadre de déficiences ou d'anomalies sévères du spermogramme et en cas d'échecs répétés des FIV classiques.

Induction (ou stimulation) de l'ovulation : traitement médical pratiqué dans le cadre d'une AMP pour stimuler un nombre de follicules matures et déclencher l'ovulation.

Infertilité idiopathique : infertilité dont la cause n'est pas définie.

Infertilité primaire : terme employé lorsque, en l'absence de toute contraception et malgré des rapports réguliers, un couple ne réussit pas à concevoir une première grossesse (grossesse à terme, fausse couche, grossesse extra-utérine…) au bout de 12 à 18 mois (6 mois si la femme est âgée de 36 ans ou plus).

Infertilité secondaire : terme employé lorsque, malgré une première grossesse, en l'absence de toute contraception et malgré des rapports réguliers, un couple ne réussit pas à concevoir une autre grossesse (grossesse à terme, fausse couche, grossesse extra-utérine…) au bout de 12 à 18 mois (6 mois si la femme est âgée de 36-37 ans ou plus).

Insémination intra-utérine (IUI) : la plus simple des techniques d'AMP, qui consiste à déposer dans l'utérus, au moyen d'un cathéter, le sperme du partenaire ou d'un donneur, préparé en laboratoire.

Insuffisance ovarienne prématurée (ou ménopause précoce) : arrêt prématuré de la production d'ovocytes matures avant l'âge normal de la ménopause (avant 35 à 40 ans).

K

Kyste ovarien : structure emplie de liquide développée au niveau de l'ovaire. Structure bénigne et fréquente.

L

Laparoscopie : voir *Cœlioscopie.*

LH : hormone de l'hypophyse qui stimule les gonades. Chez l'homme, la LH permet la sécrétion de la testostérone. Chez la femme, elle produit les œstrogènes et stimule l'ovulation.

Liquide séminal : liquide produit par des glandes génitales masculines (prostate, vésicules séminales…) et émis au moment de l'éjaculation. Il contient les spermatozoïdes.

M

Ménopause précoce : voir *Insuffisance ovarienne.*

Ménopause : période dans la vie d'une femme au cours de laquelle le cycle menstruel s'arrête au moins pendant un an. L'âge moyen de la ménopause est 50 ans.

Menstruation (ou règles) : expulsion d'une partie de la muqueuse utérine sous la forme de pertes de sang périodiques quand l'ovocyte mature n'a pas été fécondé.

Mucus cervical (ou glaire cervicale) : mucus produit par les cellules du col de l'utérus et qui permet le passage des spermatozoïdes pendant l'ovulation.

N

Nécrozoospermie : présence d'un nombre élevé de spermatozoïdes « morts » dans l'éjaculat (> 30 %).

Nidation : implantation de l'embryon dans la muqueuse de l'utérus.

O

Œstrogènes : hormones féminines (œstradiol, œstrone…) produites surtout par les ovaires. Elles sont essentielles au développement sexuel féminin et au fonctionnement du système reproducteur.

Oligozoospermie : concentration insuffisante de spermatozoïdes dans l'éjaculat.

Ovaire : gonade féminine responsable de la production d'hormones telles que les œstrogènes et la progestérone et de la production d'ovocytes.

Ovogenèse : production d'ovocytes.

Ovulation : rupture d'un follicule ovarien mature provoquant l'expulsion d'un ovocyte.

Ovule (ou ovocyte) : cellule reproductrice (gamète) chez la femme.

P

Phase folliculaire : première moitié du cycle menstruel pendant laquelle se produisent le développement folliculaire et la maturation d'un ovocyte.

Phase lutéale : jours du cycle menstruel qui suivent l'ovulation et pendant lesquels le corps jaune produit de la progestérone.

Ponction ovarienne : récupération par voie vaginale des ovocytes matures pour être fécondés en laboratoire in vitro avec le sperme du partenaire ou d'un donneur dans le cadre d'une AMP de type FIV, après une stimulation ovarienne.

Procréation médicalement assistée (PMA) : voir *AMP*.

Progestérone : hormone sexuelle féminine sécrétée par le corps jaune ovarien après l'ovulation (pendant la deuxième moitié du cycle féminin) afin de préparer l'endomètre utérin à l'implantation d'un futur embryon. Elle est également produite par le placenta lors d'une grossesse.

Prolactine : hormone sécrétée par l'hypophyse qui prépare après l'accouchement les seins à l'allaitement et assure son maintien. Elle peut parfois être produite par une tumeur bénigne (adénome) de la glande hypophyse, provoquant un blocage de l'ovulation.

Prostate : glande de l'appareil génital masculin, dont la fonction principale est de sécréter et de stocker le liquide séminal, l'un des constituants du sperme. Elle se situe sous la vessie, à l'endroit où les conduits éjaculatoires (les canaux déférents et l'urètre) se rejoignent.

R

Réserve ovarienne : quantité/qualité d'ovocytes potentiellement fécondables dans les ovaires. Elle est en partie estimée avec la valeur de l'AMH (voir *AMH*) et l'échographie pelvienne qui indique le nombre de follicules antraux.

S

Salpingectomie : ablation chirurgicale d'une ou des deux trompes de Fallope.

Salpingite : inflammation/infection d'une ou des deux trompes de Fallope. Cause fréquente d'infertilité.

Scrotum : enveloppe cutanée qui contient les testicules.

Spermatogenèse : production de spermatozoïdes.

Spermatozoïdes : gamètes (cellules reproductrices) masculins produits par les testicules.

Sperme : spermatozoïdes et sécrétions séminales éjaculés pendant l'orgasme masculin.

Spermoculture : recherche d'agent infectieux dans l'éjaculat (sperme).

Spermocytogramme : examen biologique du sperme qui définit la morphologie des spermatozoïdes.

Spermogramme : examen biologique du sperme qui mesure essentiellement la concentration, la vitalité et la mobilité des spermatozoïdes dans l'éjaculat.

Syndrome des ovaires polykystiques (SOPK) ou dystrophie ovarienne : maladie dont les principaux symptômes gynécologiques sont des cycles irréguliers avec parfois des troubles d'ovulation. Ce syndrome touche 5 à 10 % de la population féminine.

Syndrome du distilbène : voir *DES syndrome.*

T

Tératozoospermie : présence d'un nombre pathologique de spermatozoïdes morphologiquement anormaux.

Test post-coïtal (TPC) ou test de Hühner : test biologique qui consiste à prélever le mucus cervical (glaire cervicale) chez une femme en période pré-ovulatoire après un rapport sexuel complet non protégé. Il a pour but de vérifier d'une part les qualités de la glaire et d'autre part le nombre et la mobilité des spermatozoïdes présents.

Testicules : organes sexuels masculins dans le scrotum. Ils sécrètent l'hormone masculine (testostérone) et produisent les cellules reproductrices masculines (spermatozoïdes).

Testostérone : hormone sexuelle masculine produite principalement par les testicules. Elle est responsable du développement des caractères sexuels secondaires de l'homme et de la spermatogenèse (production des spermatozoïdes).

Transfert d'embryon congelé (TEC) : insertion d'un ou plusieurs embryons dans l'utérus à la suite d'une procédure de FIV pour obtenir une grossesse.

Trompes de Fallope (ou trompes utérines) : deux conduits qui vont de chaque ovaire à l'utérus. C'est dans la trompe que se réalise la fécondation.

Tuboscopie : suite à une cœlioscopie, l'intérieur des trompes est parfois visualisé grâce à une mini-optique insérée dans la trompe par le pavillon.

U

Urètre : pour l'homme, canal allant de la vessie à l'extérieur du pénis. Le sperme et l'urine passent par l'urètre. Pour la femme, canal allant de la vessie au méat (orifice) urétral, situé au niveau de la vulve (entre le clitoris et l'orifice vaginal).

Utérus : organe musculaire appartenant au système reproducteur de la femme, prévu pour la nidation et le développement d'un futur embryon.

V

Vagin : cavité allant de la vulve au col utérin.

Vitrification : méthode de congélation ultra-rapide des ovules et embryons à – 196 °C.

Varicocèle : varice ou veine variqueuse au niveau du testicule pouvant parfois être responsable d'anomalies du spermogramme.

Vasectomie : technique chirurgicale qui consiste à sectionner les canaux déférents pour stériliser l'homme.

Vésicules séminales : deux glandes débouchant dans la prostate. Elles produisent un liquide riche en fructose, qui sert à nourrir les spermatozoïdes qu'elles stockent.

Z

Zygote : premier stade du développement d'un œuf (au 1er jour de la fécondation d'un ovocyte par un spermatozoïde).

Zone pellucide : membrane qui enveloppe l'ovocyte. Une fois fixé sur cette membrane, le spermatozoïde peut enfin pénétrer dans l'ovocyte.

Index

D

E

F

G

H

I

L

M

T

U

V

Z

Table des matières

Deuxième partie
QUAND L'ENFANT SE FAIT ATTENDRE

Troisième partie
L'ASSISTANCE MÉDICALE À LA PROCRÉATION (AMP)

ANNEXES

MIXTE
Issu de sources responsables
FSC® C051148

Composé par Facompo

Dépôt légal : janvier 2015

Imprimé en Espagne par Soler Tallers Gràfics